Die schöpferische Macht des Unbewussten

Ihre Auswirkung in der Kunst und in der modernen Psychotherapie

Von

Otto Kankeleit

Hamburg

Mit Beiträgen von

Hans Fr. Blunck, Hermann Claudius, Walter Gättke, Manfred Hausmann, Hans Leip, Fritz Reck-Maleczewen, Emil Sandt, Hermann Stehr, Emil Abderhalden, C. G. Jung, Graf Hermann Keyserling, Heinrich Sthamer, Fritz Dibbert, Alfred Kubin, Oskar E. Ulmer, Sulamith Wülfing, Fritz Höger, Erich Schmarje

und mit 17 Abbildungen im Text und auf 8 Tafeln.

Walter de Gruyter & Co.

vormals G. J. Göschen'sche Verlagshandlung / J. Guttentag, Verlagsbuchhandlung / Georg Reimer / Karl J. Trübner / Veit & Comp.

Berlin und Leipzig 1933

Archiv-Nr. 51 22 33

Druck von Walter de Gruyter & Co., Berlin W 10

VORWORT

Ich lasse hier den schöpferischen Menschen zu Worte kommen. Eine Gemeinschaft schließt sich: Die Worte der verstorbenen Dichter und Künstler und die der lebenden vereinen sich zu einem Bekenntnis an die schöpferischen Urkräfte, an die Macht des Unbewußten. Ich reihe mich ein in diese Schar mit denen, welche der seelischen Hilfe bedurften, da sie vom schöpferischen Prinzip des Unbewußten abgeirrt waren, welche gesundeten, als ihre Seele im seelischen Erdreich wieder Wurzeln schlug.

Wie meine Ausführungen zeigen werden, liegt es mir völlig fern, hochwertige künstlerische Leistungen dadurch zu entwerten, daß ich sie mit Zeichnungen, welche im Verlaufe einer psychischen Kur entstanden sind, oder gar mit solchen von Geisteskranken auf eine Stufe stelle. Vielmehr betone ich, daß es dem Sinne der Psychotherapie widerspricht, die Zeichnungen von Patienten ästhetisch einzuordnen. Das Kunstwerk ist bei der Perspektive, die hier allein in Frage kommt, als eine spezifische Art des schöpferischen Prozesses zu betrachten, abgesehen davon, daß bei einer psychologischen Untersuchung ein Werturteil überhaupt nicht am Platze ist.

Die Wurzeln der Gedanken, welche in dieser Abhandlung niedergelegt sind, reichen in meine früheste Jugend zurück, in eine Phase, als ich mich mit einer metaphysischen Weltanschauung auseinanderzusetzen und durch meditative Versenkungen hinter der Fassade der relativen Welt das ewige, absolute Sein zu erkennen begann. Die Medizin mit ihrer Beanspruchung durch die Forderungen der Außenwelt bedeutete dann zunächst eine Hemmung in dieser Entwicklung, sie führte von einer Introversion (einer nach innen gerichteten — der Innenwelt zugewandten — Haltung) zu einer gewaltsamen Extraversion (einer nach außen gerichteten — der Außenwelt zugewandten — Haltung), bis die Spezialisierung als Nervenarzt mit besonderer Berücksichtigung psychischer Erkrankungen eine Synthese ergab: in der Psychotherapie muß der Arzt zugleich Priester, Philosoph und Künstler sein, da er der Seele nur gerecht werden kann, wenn er eine gläubige religiöse Grundhaltung hat, wenn er diese durch eine metaphysische Weltanschauung ergänzt, und wenn er das Material seelischer Erscheinungen wie ein Künstler zu formen weiß.

Wenn ich als ein wesentliches Grundgesetz für die seelische Gesundheit den Satz präge, daß das Individuum den Sinn erst erhält, wenn es Instrument der Art ist, so streife ich damit das Problem der Beziehung zwischen Psychotherapie und Rassenhygiene. Dieses Problem soll in einer weiteren Abhandlung behandelt werden, und ich werde damit meine früheren rassenhygienischen Arbeiten fortsetzen [1]).

Hamburg-Farmsen, Frühjahr 1933

Dr. med. Otto Kankeleit

---

[1]) 1. Künstliche Unfruchtbarmachung aus rassenhygienischen und sozialen Gründen. Zeitschrift f. d. ges. Neurologie und Psychiatrie, Band 98, 1925.

2. Die 68. Versammlung des Schweizerischen Vereins für Psychiatrie. Deutsche Zeitschrift für Nervenheilkunde, 87. Band, 1925.

3. Die gegenwärtige Lage der Sterilisationsfrage in Schweden. Telos, Jahrgang 1925/26.

4. Unfruchtbarmachung oder Internierung. Archiv für Psychiatrie und Nervenkrankheiten, Band 86, 1929.

5. Die Unfruchtbarmachung aus rassenhygienischen und sozialen Gründen. J. F. Lehmanns Verlag München 1929.

6. Die Ausschaltung geistig Minderwertiger von der Fortpflanzung. Volk u. Rasse, 6. Jahrgang, Heft 3, J. F. Lehmanns Verlag München 1931.

Wir sind ein Atem nur in Gottes Mund.

Was die Zivilisation mit ihrer einseitigen intellektuellen Einstellung, ihrer Überbewertung der Außenwelt und ihrer Bewußtseinsverkrampfung von einer wirklichen Kultur unterscheidet, ist die Entwurzelung, die Ablösung von den schöpferischen Urkräften. Wo wir auch hinschauen mögen, überall in der Natur finden wir diese wirksam. Um ein spezielles Beispiel herauszugreifen: aus einer kleinen Eichel läßt diese Kraft eine knorrige, Jahrhunderte überdauernde Eiche entstehen. Alle chemischen, physikalischen, physiologischen Erklärungen reichen nicht aus, um der Totalität dieses Geschehens gerecht zu werden, sie dringen in das Allerheiligste dieses Wunders — Wunder als das rational nicht Faßbare gemeint — nicht vor. Wir finden eher Einlaß in den Tempel des schöpferischen Waltens durch eine schauende Meditation, und es tauchen dann Vorstellungen auf, die uralt sind in der Menschheitsgeschichte. Wir können den Sinn des Schöpferischen etwa so formulieren: Im Samenkorn, im befruchteten Ei ruht ein Symbol, ein Leitmotiv, welches Führer ist im organischen Werden, Kompaß für den Kurs durch das Meer der Organismenmöglichkeiten[1]. Man könnte von dieser Perspektive aus die Mißbildungen auf ein Versagen des Symbols zurückführen. Der Künstler ist Anwalt des schöpferischen Symbols[2]. Die Zivilisation mit ihrer Abstraktion, ihrer Willkür,

---

[1]) Einen ähnlichen Standpunkt vertritt Edgar Dacqué in seinem Buch »Natur und Seele«, München und Berlin 1926: »Der Sinn jeglichen Daseins liegt darin, daß es Symbol ist und Manifestation, Abbild des Urbildes. Wenn wir also auf die äußere, naturwissenschaftliche und naturhistorische Betrachtung des Lebens blicken, werden wir keinen Zweifel mehr darüber haben, daß uns diese Betrachtung nur einen Ausschnitt oder nur eine bestimmte Art des Anschauens erlauben wird; daß wir mithin eine bewußte Einseitigkeit begehen, und daß von dieser Einseitigkeit der Betrachtung auch nur einseitige, unzureichende Ergebnisse erwartet werden können.«

[2]) Ludwig Klages »Vom kosmogonischen Eros«, Jena 1926:

»Dichter und Künstler sind solche Persönlichkeiten, denen es öfter und in höherem Grade als dem gewöhnlichen Menschen zuteil wird, sich dem

ihrem Intellektualismus und Individualismus verfällt der Entartung durch die Ablösung vom Leitbild. Das Individuum erhält den Sinn erst durch das Leitbild, welches zugleich Träger der Arti st.

Kant spricht von »einem moralischen Gesetz in uns« und vergleicht dieses mit dem gestirnten Himmel über uns. Es ist dieses Gesetz wohl als Ausdruck der in den tiefsten Schichten unserer Seele ruhenden Leitbilder, der Ursymbole zu betrachten. Die von Mythen umwobene Ursünde ist auf einen Verstoß gegen diese seelischen Instanzen zurückzuführen. Dasselbe gilt für das Schuldgefühl, welches im Brennpunkt des psychischen Geschehens bei vielen Neurosen und Psychosen steht [1]).

Die moderne Psychotherapie hat immer mehr erkannt, daß das Schuldgefühl bei den seelischen Konflikten eine wesentliche Rolle spielt. Diese Konflikte führen zu einer Störung des Ablaufs der seelischen Energien, deren Regulierung eine Hauptaufgabe der Psychotherapie ist.

Sowohl bei der leichtesten seelischen Störung mit nur geringen Beschwerden wie bei den schwersten Formen seelischer Erkrankungen handelt es sich um eine Beeinträchtigung der seelischen Dynamik, eben der in der Struktur der menschlichen Persönlichkeit liegenden Schwierigkeit, den bewußtlos schöpferischen Kräften ein ihrem Sinn entsprechendes Gefälle zu verschaffen. Die Kunst ist in dieser Beziehung als eine Möglichkeit zu bewerten, den in der Wirklichkeit nicht unterzubringenden seelischen Energien in sublimierter Form einen Ausweg zu bieten. Und noch mehr kann die Religion als Hüterin der schöpferischen Urkräfte imstande sein — ich denke dabei an keine bestimmten Religionsformen —, den Menschen aus seiner gekünstelten, vom Sinn des Lebens abirrenden Verhaltensweise zu befreien.

Es käme zum Untergang der Menschheit, wenn sie in ihrer Gesamtheit in einer durch die Zivilisation bedingten, den Grund-

---

Weltbilde gegenüber kontemplativ zu verhalten und demzufolge eine unmittelbare Anschauung seiner urbildlichen Wirklichkeit zu gewinnen.«

[1]) Eingehend habe ich das in folgenden Arbeiten dargestellt: 1. »Schuldgefühl und Neurose«, Psychologie und Medizin, 4. Jahrgang, 1931; 2. »Schuldgefühl und Zwangsneurose«, Bericht über den 5. Allgemeinen ärztlichen Kongreß für Psychotherapie, Leipzig 1930; 3. »Abort und Neurose«, Münchener med. Wochenschrift 1929; 4. »Psychische Wirkung des Aborts«, Deutsches Ärzteblatt 1929 Nr. 27 u. 1930 Nr. 3.

gesetzen des Lebens widersprechenden Verhaltensweise erstarren würde. Es hat sich aber gezeigt, daß die Phasen der Menschheitsgeschichte — wie das Pendel einer Uhr — in gesetzmäßigem Rhythmus wechseln und auf eine Periode der Abwendung von den seelischen Kraftquellen, vom Unbewußten, eine solche des Hinüberschwingens zu einer Bejahung dieser Mächte folgt, wie z. B. auf die blasse, nüchterne Aufklärungsperiode die bilderreiche Romantik und auf das Zeitalter des Materialismus mit seiner seelischen Verarmung — wenn nicht alle Zeichen trügen — eine mehr das Irrationale, Unbewußte, das bewußtlos schöpferische Leben anerkennende Phase. Wir befinden uns wohl im Anbeginn einer neuen Kulturperiode, die durch die Zäsur des Weltkrieges sich von dem Zeitalter des Materialismus abhebt, neuen Zielen der Verinnerlichung zustrebt und den Stimmen der Tiefe Gehör zu schenken willig ist [1]).

Als Zeichen einer solchen Phase könnte man es deuten, daß Werke, welche überspült waren von der Woge des Materialismus, wieder auftauchen; ich meine vor allem die Werke des Goethefreundes Carus, des Arztes der Romantikerzeit.

Von seinen Schriften ist in diesem Zusammenhange besonders sein seelenkundliches Werk »Psyche« zu nennen, das 1846 erschienen und, nachdem es in Vergessenheit geraten war, 1926 von Ludwig Klages neu herausgegeben worden ist. Dieses Werk beginnt mit dem Satz: »Der Schlüssel der Erkenntnis vom Wesen des bewußten Seelenlebens liegt in der Region des Unbewußtseins.« Für Carus ist der Welt- und Wirklichkeitsgrund ein universelles Unbewußtes, aus dem bewußtseinsfähige Gestaltungen vorübergehend emportauchen. Seine Denkweise stimmt mit der modernen Psychotherapie überein: es wird der dynamische Vorgang des Seelenlebens in einem Strömen von den Wurzeln des Unbewußten zu den Wipfeln des Bewußtseins geschaut, während die Bewußtseinspsychologie der zweiten Hälfte des vorigen Jahrhunderts das Unbewußte nur als eine — falls überhaupt anerkannte — Ergänzung und Schattierung des Bewußtseins gelten ließ.

---

[1]) Der Hamburger Historiker, Professor Dr. Rein, sprach in seiner Universitätsrede am 1. Mai 1933 denselben Grundgedanken aus. Ich führe folgenden Satz an: »Konservativsein heißt: immer wieder auf das Ursprüngliche zurückgreifen, sich immer wieder mit dem verbinden, was in der Tiefe angelegt ist, — oder von der Gegenseite gesagt (untheologisch gesprochen): gleichsam den Abfall von der Schöpfung immer wieder gut machen, z. B. die Sünden des abstrakten Intellektualismus büßen; denn selbst die 'Humanitas' der Intellektuellen kann Abfall sein.«

Nach Carus sind die Leistungen des Unbewußten vollkommener als die des Bewußtseins. So sagt er: »Wo das bewußte Denken schwankt und zweimal vielleicht das Falsche und einmal das Wahre trifft, da geht das unbewußte Walten der Idee mit größter Entschiedenheit und Weisheit seinen ganz gemessenen Gang und bildet sein Wesen oft dar mit einer Schönheit, die in ihrem ganzen Umfange von dem bewußten Leben nie erfaßt, geschweige denn nachgeahmt werden kann.«

Ähnliches hat vor ihm Goethe in Versen, die sich auf Spinoza beziehen, ausgedrückt:

»Der Philosoph, dem ich so gern vertraue,
Lehrt, wo nicht gegen alle, doch die meisten,
Daß unbewußt wir stets das Beste leisten...«

In einem anderen Verse wird der Grund aller Vollkommenheit im tief bewußtlos bildenden Leben gesucht:

»All unser redlichstes Bemühn
Glückt nur im unbewußten Momente.
Wie möchte denn die Rose blühn,
Wenn sie der Sonne Herrlichkeit erkennte!«

In seinen Gesprächen mit Eckermann [1]) macht Goethe über das schöpferische Prinzip folgende Ausführungen:

»Jede Produktivität höchster Art, jedes bedeutende Aperçu, jede Erfindung, jeder große Gedanke, der Früchte bringt und Folge hat, steht in niemandes Gewalt und ist über aller irdischen Macht erhaben. Dergleichen hat der Mensch als unverhoffte Geschenke von oben, als reine Kinder Gottes zu betrachten, die er mit freudigem Dank zu empfangen und zu verehren hat. Es ist dem Dämonischen verwandt, das übermächtig mit ihm tut, wie es beliebt, und dem er sich bewußtlos hingibt, während er glaubt, er handle aus eigenem Antriebe [2]). In solchen Fällen ist der Mensch oftmals als ein Werkzeug einer höheren Weltregierung zu betrachten, als ein würdig befundenes Gefäß zur Aufnahme eines göttlichen Einflusses. Ich sage dies, indem ich erwäge, wie oft ein einziger Gedanke ganzen

---

[1]) »Gespräche mit Goethe in den letzten Jahren seines Lebens« von Johann Peter Eckermann. Reclamsche Ausgabe, Seite 166.

[2]) Goethe weist hier auf eine psychische Erscheinung hin, die sich besonders durch die Hypnose beweisen läßt. Erhält z. B. jemand in der Hypnose den Auftrag, nach dem Erwachen ein Fenster zu öffnen, so wird er dies tun und auf die Frage, warum er es tue, eine Erklärung geben, etwa es sei zu warm im Zimmer, und er wird die feste Überzeugung haben, aus eigenem Antrieb zu handeln, obwohl er Instrument des Willens eines Anderen war.

Jahrhunderten eine andere Gestalt gab, und wie einzelne Menschen durch das, was von ihnen ausging, ihrem Zeitalter ein Gepräge aufdrückten, das noch in nachfolgenden Geschlechtern kenntlich blieb und wohltätig fortwirkte.

Sodann aber gibt es jene Produktivität anderer Art, die schon eher irdischen Einflüssen unterworfen ist und die der Mensch schon mehr in seiner Gewalt hat, obgleich er auch hier immer noch sich vor etwas Göttlichem zu beugen Ursache findet. In diese Region zähle ich alles zur Ausführung eines Planes Gehörige, alle Mittelglieder einer Gedankenkette, deren Endpunkte bereits leuchtend dastehen; ich zähle dahin alles dasjenige, was den sichtbaren Leib und Körper eines Kunstwerks ausmacht.

So kam Shakspearen der erste Gedanke zu seinem »Hamlet«, wo sich ihm der Geist des Ganzen als unerwarteter Eindruck vor die Seele stellte, und er die einzelnen Situationen, Charaktere und Ausgang des Ganzen in erhöhter Stimmung übersah[1]), als ein reines Geschenk von oben, worauf er keinen unmittelbaren Einfluß gehabt hatte, obgleich die Möglichkeit, ein solches Aperçu zu haben, immer einen Geist wie den seinigen voraussetzte. Die spätere Ausführung der einzelnen Szenen aber und die Wechselreden der Personen hatte er vollkommen in seiner Gewalt, so daß er sie täglich und stündlich machen und daran wochenlang fortarbeiten konnte, wie es ihm nur beliebte. Und zwar sehen wir an allem, was er ausführte, immer die gleiche Kraft der Produktion, und wir kommen in allen seinen Stücken nirgends auf eine Stelle, von der man sagen könnte, sie sei nicht in der rechten Stimmung und nicht mit dem vollkommensten Vermögen geschrieben.«

Von Goethe selbst ist bekannt, daß die Gedichte über ihn kamen, so daß er sie »auf der Stelle instinktmäßig und traumartig niederzuschreiben sich getrieben fühlte«.

---

[1]) In ganz ähnlicher Weise äußert sich Mozart in einem Brief über den schöpferischen Prozeß (»Ein verschollener Brief von Mozart und das Geheimnis seines Schaffens. Zu Mozarts 175. Geburtstag« von Heinrich Schenker, Wien »Kunstwart« VII, 1931): »Das erhitzt mir nun die Seele, wenn ich nämlich nicht gestört werde; da wird es immer größer; und ich breite es immer weiter und heller aus; und das Ding wird im Kopfe wahrlich fast fertig, wenn es auch lang ist, so daß ichs hernach mit Einem Blick, gleichsam wie ein schönes Bild oder einen hübschen Menschen, im Geiste übersehe, und es auch gar nicht nach einander, wie es hernach kommen muß, in der Einbildung höre, sondern wie gleich alles zusammen. Das ist nun ein Schmauß. Alles das Finden und Machen gehet in mir nur, wie in einem schönstarken Traume vor: aber das Überhören, so alles zusammen, ist doch das Beste.«

Für Goethe bedeutet die Dichtung — er betont das verschiedentlich, u. a. wenn er darauf hinweist, daß ein Gott ihm gab, zu sagen was er leide — eine seelische Entspannung. Er stellte durch sie sein seelisches Gleichgewicht wieder her. Er erfüllte damit an sich selbst die wesentlichste Aufgabe der Psychotherapie, indem er den schöpferischen Kräften des Unbewußten, welche nicht verwirklicht werden konnten, in sublimierter Form Raum gab.

Bemerkenswert ist eine Stelle aus dem Briefwechsel zwischen Schiller und Goethe. Schiller hat Schelling gelesen und schreibt am 27. März 1801 an Goethe: »Erst vor einigen Tagen habe ich Schelling den Krieg gemacht wegen einer Behauptung in seiner Transcendentalphilosophie, daß »in der Natur von dem Bewußtlosen angefangen werde, um es zum Bewußten zu erheben, in der Kunst hingegen man vom Bewußtsein ausgehe zum Bewußtlosen«. Ihm ist zwar hier nur um den Gegensatz zwischen dem Natur- und dem Kunstproduct zu tun, und in so fern hat er ganz recht. Ich fürchte aber, daß diese Herrn Idealisten ihrer Ideen wegen allzuwenig Notiz von der Erfahrung nehmen, und in der Erfahrung fängt auch der Dichter nur mit dem Bewußtlosen an, ja er hat sich glücklich zu schätzen, wenn er durch das klarste Bewußtsein seiner Operationen nur soweit kommt, um die erste dunkle Totalidee seines Werks in der vollendeten Arbeit ungeschwächt wieder zu finden. Ohne eine solche dunkle, aber mächtige Totalidee, die allem technischen vorhergeht, kann kein poetisches Werk entstehen, und die Poesie, däucht mir, besteht eben darinn, jenes Bewußtlose aussprechen und mitteilen zu können, d. h. es in ein Object überzutragen.« Goethe antwortete darauf am 6. April 1801: »Was die Fragen betrifft, die Ihr letzter Brief enthält, bin ich nicht allein Ihrer Meinung, sondern ich gehe noch weiter. Ich glaube, daß alles, was das Genie, als Genie, tut, unbewußt geschehe. Der Mensch von Genie kann auch verständig handeln nach gepflogener Überlegung aus Überzeugung; das geschieht aber alles nur so nebenher. Kein Werk des Genies kann durch Reflexion und ihre nächsten Folgen verbessert, von seinen Fehlern befreit werden; aber das Genie kann sich durch Reflexion und Tat nach und nach dergestalt hinaufheben, daß es endlich musterhafte Werke hervorbringt. Je mehr das Jahrhundert selbst Genie hat, desto mehr ist das einzelne gefördert.«

Ganz ähnlich heißt es 1804 bei Jean Paul (Vorschule der Ästhetik, I. Abtlg., S. 61): »Das Mächtigste im Dichter, welches seinen Werken die gute und böse Seele einbläset, ist gerade das Unbewußte... Wenn man die Kühnheit hat, über das Unbewußte und Unergründliche zu sprechen: so kann man nur dessen Dasein, nicht dessen Tiefe bestimmen wollen.«

Die Auffassung, daß beim dichterischen Schaffen der schöpferische Prozeß selbst im Unbewußten vor sich geht und das Bewußtsein nur eine Rolle zweiten Ranges dabei spielt, indem es, was Goethe von Shakespeare sagt, eine mehr ordnende Funktion hat, finden wir bei zahlreichen Dichtern vertreten. So sagt Hebbel: »Unbewußterweise erzeugt sich im Dichter alles Stoffliche, beim dramatischen Dichter z. B. die Gestalten, die Situation, zuweilen sogar die ganze Handlung, ihrer anekdotischen Seite nach. Alles übrige aber fällt notwendig in den Kreis des Bewußtseins. Phantasie ist nur in der Gesellschaft des Verstandes erträglich; das Schöne entsteht, sobald die Phantasie Verstand bekommt.« Charakteristisch ist auch seine Bemerkung: »Mein Gedanke, daß Traum und Poesie identisch sind, bestätigt sich mir mehr und mehr.«

Nietzsche ist der Herold der Psychologie des 20. Jahrhunderts, der entlarvenden Tiefenpsychologie. Er hat intuitiv erkannt, was später die Vertreter der verschiedenen Richtungen der Psychotherapie wissenschaftlich formuliert haben.

Nietzsche knüpft mit seinem Begriff des Unbewußten an die Romantik an. Übereinstimmend mit Goethe und Carus ist seine Äußerung: »Wir leugnen, daß irgend etwas vollkommen gemacht werde, solange es noch mit Bewußtsein gemacht wird.« (Antichrist.)

Nach Nietzsche ist ohne Bewußtsein Erlebtes oder Geleistetes vollkommener als mit Bewußtsein Erlebtes und Geleistetes. Nietzsche wird so zum Kritiker des Bewußtseins. Er wirft die Frage auf, ob das Bewußtsein als eine Lebensnotwendigkeit, Lebenssteigerung und somit für wertvoll gelten müsse oder etwa für eine Entartung, Abartung und Lebensbeeinträchtigung zu halten sei. Man könnte hier auch an Weininger und Seidel denken, welchen »das Bewußtsein zum Verhängnis« wurde.

Für den Psychotherapeuten besteht die Notwendigkeit, in die Tiefen des Unbewußten einzudringen und den Kranken, dessen Krankheit eben in einer Flucht vor den elementaren Gewalten der Seele besteht, zum Ertragen des Anblicks der dämonischen Kräfte des Unbewußten zu erziehen und ihn zu befähigen, daß er, anstatt sich in einem zermürbenden Kampf gegen sie abzusperren, sich ihrer schöpferischen Macht bedient, indem er sich von ihnen durchfluten läßt. Nur wenn er dieses geschehen läßt, ist sein Verhalten der Gesetzmäßigkeit der seelischen Abläufe angepaßt, und damit tritt dann eine Befreiung von nervösen Störungen und Beschwerden ein.

Es ist verständlich, daß von den seelischen Behandlungsmethoden zur Erreichung einer derartigen Heilung, welche zugleich eine Bereicherung und Kultivierung der Persönlichkeit bedeutet, nicht die zudeckenden Verfahren, Hypnose und Suggestion, sich eignen, sondern die aufdeckenden Methoden, welche die Inhalte des Unbewußten freilegen, ich meine dabei nicht die Psychoanalyse der Freudschen Schule, sondern analytische Methoden etwa im Sinne C. G. Jungs[1]) und die Entspannungs- und Versenkungsübungen, deren ich mich vor allem bediene.

Der Psychotherapeut kann es im Verlauf einer erfolgreichen seelischen Kur immer wieder beobachten, daß der Kranke zum Ertragen von mehr Wahrheit befähigt wird. Besonders charakteristisch zeigte sich die Unfähigkeit, den Anblick der seelischen Urmächte zu ertragen und die Flucht vor ihnen bei einem neurotischen jungen Mädchen, welches beim Beginn der Kur sagte, als sie nach ihren Träumen gefragt wurde, sie befürchte geisteskrank zu werden, wenn sie ihren Träumen Beachtung schenken würde. Das, was als Verdrängung bezeichnet wird, zeigte sich hier in krasser Weise. Das Gesetz von der Erhaltung der Energie gilt auch für die seelischen Vorgänge, und in den Erscheinungen einer Neurose kommen eben die seelischen Kräfte, denen durch die Verdrängung der Abfluß in den normalen organischen Prozeß versagt war, zum Ausdruck.

Man kann vom Witz, von der Fehlhandlung und ebenso vom Traum sagen, daß durch sie Gedanken und Empfindungen mit Umgehung des verantwortlichen Bewußtseins zur Geltung gebracht werden, für die wir nicht geneigt sind oder nicht den Mut haben, die Verantwortung zu übernehmen.

Besonders beim Traum kommt das schöpferische Prinzip zur Geltung. Der Traum ist dabei als aktiver Vorgang zu bewerten, der unverarbeitetes seelisches Material zu erledigen sich bemüht. Im Gegensatz zu den Träumen von kleinen Kindern, die einfach und leicht zu erklären sind, lassen die Träume Erwachsener oft eine Entstellung erkennen. Auch im Traum wird das versteckt, was von der bewußten Persönlichkeit als ungehörig, unerlaubt oder gar verbrecherisch verboten und vergessen und damit ins Unbewußte abgeschoben wurde. Dieser Vorgang ist mit dem Zustand in der

[1]) Meine ablehnende Haltung zur Freud'schen Psychoanalyse ergibt sich ohne weiteres aus der Grundresonanz meiner Darstellung, besonders ablehnend ist meine Einstellung zur Sexualtheorie Freud's und zu seinem Unvermögen dem religiösen Erleben gegenüber, vergleicht er doch die Religion mit einer Zwangsneurose. (»Die Zukunft einer Illusion«) C. G. Jung lehnt aus den gleichen Motiven Freud ab.

Hypnose zu vergleichen, in welcher ja auch nicht alles gesagt und getan wird, was der Hypnotiseur verlangt; auch hier besteht ein Widerstand seitens der Persönlichkeit. So läßt sich z. B. nicht mit Sicherheit einem Verbrecher in der Hypnose ein Geständnis entlocken, es muß vielmehr das, was er in der Hypnose aussagt, mit Vorsicht und Kritik und nicht ohne weiteres als Wahrheit angenommen werden.

Der Trauminhalt, wie er beim Erwachen erinnert wird, ist nicht wörtlich zu verstehen, sondern es gilt, hinter dieser Fassade die verborgenen Traumgedanken zu erkennen.

So teilte mir eine alte Dame einen Traum mit, in welchem sie von einer südländischen Stadt geträumt hatte, daß es dort, im Gegensatz zur Wirklichkeit, ständig regne und daß diese Stadt in der Nähe von Hamburg liege. Zunächst fiel ihr bei diesem Traum nichts ein, und sie blieb an der Traumfassade kleben. Da ich aber hinter der Traumfassade eine gefühlsbetonte Vorstellung vermutete, so ließ ich nicht locker, und nach Überwindung von Widerständen fiel ihr schließlich ein, daß in einem Café ihr Mann sie auf einen alten, hinfälligen Herrn aufmerksam gemacht hatte, mit dem sie in ihrer Jugend bekannt gewesen war.

Es zeigt sich hier eine dem Lebensstil dieser Dame entsprechende Verdrängung: Sie will nicht wissen, daß sie alt ist, und sie will auch von dem Jugendfreund nichts wissen, dessen Verfall ihr wie ein Spiegel das eigene Lebensalter vorhält. Man könnte hier auf ein Wort Nietzsches hinweisen, welcher die Verdrängung bereits tiefenpsychologisch erkannt und entlarvt hat: »Das habe ich getan, sagt mein Gedächtnis. Das kann ich nicht getan haben, sagt mein Stolz und bleibt unerbittlich. Endlich gibt das Gedächtnis nach.«

Bereits im Altertum wurden bedeutungsvolle und weniger bedeutende Träume unterschieden. Die Herkunft der ersteren wurde von den Göttern hergeleitet. Jung berichtet, daß die Elgonyi, die in den Urwäldern des Elgon hausen, kleine und große Träume unterscheiden. Die großen Träume habe der Häuptling oder der Zauberer. Beim großen Traum werde der Stamm zusammengerufen und der Traum allen erzählt. Diese Art des Traums ist nicht eine Angelegenheit des einzelnen; es kommen darin mythologische und religiöse Motive, urtümliche Bilder zur Geltung, es öffnet sich das Unbewußte in Tiefen, die allen gemeinsam sind. Jung nennt diesen Bereich des Unbewußten, das über das bewußte Einzelleben hinaus Inschriften aus dem Erleben der Ahnenreihe enthält, das kollektive Unbewußte, während die Inhalte des persönlichen Unbewußten mit dem persönlichen Einzelleben in Beziehung stehen.

Als Beispiel eines kollektiven Traums führe ich folgenden an, den man auch als Heiltraum bezeichnen kann:

Eine Frau träumte in der Schwangerschaft wiederholt von einem lichtumstrahlten Kelch. Ihre Todesfurcht, an welcher sie im Hinblick auf die bevorstehende Geburt litt, schwand völlig nach diesem Traum. In ihm kommt aus der Tiefe des Unbewußten ein Symbol zur Geltung, das Allgemeingut der menschlichen Seele ist: ist doch der Kelch ein urtümliches Bild und spielt im religiösen Mysterium eine zentrale Rolle. Stets weist die Wiederholung eines Traumes darauf hin, daß der betreffende Traum von Wichtigkeit ist. So träumte ein Mann, der an einer Angstneurose litt, wiederholt, er fliege und stürze ab. Es liegt hier die Deutung nahe, daß er sich Ziele setzte, die zu hoch waren, die ihn isolierten und ihn von der Erde, d. h. der greifbaren Realität entfernten, und daß der Absturz die Verneinung des Ziels bedeutet [1]).

Die Träume stehen fast immer in einer ergänzenden, regulierenden Beziehung zu den Inhalten des Wachbewußtseins. Abgesehen von den Symbolträumen, welche eine gewisse typische Bedeutung haben, ist daher der Sinn eines Traumes ohne Kenntnis der Vorgänge, die sich im Bewußtsein der Persönlichkeit abspielen, überhaupt nicht zu finden. Die Erkennung des Traumsinns bedeutet in vielen Fällen die Aufdeckung von nervös machenden Konflikten, von Fehlern der Lebensführung, von zu hoher oder zu niedriger Einschätzung der eigenen Persönlichkeit resp. anderer Personen usw. So kann der Traum Warner, Erzieher, Berater, Kritiker sein, doch muß er richtig verstanden werden. Dies ist keine neue Erfindung, sondern uralte Weisheit. Ein warnender Traum, wie er nicht charakteristischer sein kann, ist der Traum Nebukadnezars, der im 4. Kapitel des Propheten Daniel berichtet ist. Nebukadnezar war in Gefahr, dem Cäsarenwahn zu verfallen. Er träumte von einem mächtigen Baum, der

---

[1]) Gewisse Psychoanalytiker würden diesem Traum eine sexuelle Bedeutung geben. Ich möchte zur Überbetonung des Sexuellen, die der Psychoanalyse zweifellos anhaftet, nur allgemein bemerken, daß durch sie der Sinn des Lebens entstellt wird; wesentlich ist es, in welchem Maße das Sexuelle als eine Angelegenheit des individuellen Lebens, wie es die Zivilisation und auch die Psychoanalyse vor allem tut, bewertet wird oder, was den Lebensgesetzen entspricht, als eine Funktion, durch welche das Individuum zum Instrument der Art wird. Meine bisherigen Ausführungen haben bereits gezeigt, daß die erste Einstellung unbedingt zur Ent-Artung führt, während die zweite dem Wesen des schöpferischen Prinzips gerecht wird.

umgehauen werden sollte. Nebukadnezar ließ sich den Traum von Daniel deuten. Diese Deutung und die daran geknüpfte Warnung führe ich an:

»Der Baum, den du gesehen hast, daß er groß und mächtig ward, und seine Höhe an den Himmel reichte, und breitete sich über die ganze Erde. Und seine Äste schön waren, und seiner Früchte viel, davon alles zu essen hatte, und die Tiere auf dem Felde unter ihm wohneten, und die Vögel des Himmels auf seinen Ästen saßen: Das bist du, König, der du groß und mächtig bist; denn deine Macht ist groß, und reichet an den Himmel, und deine Gewalt reichet bis an der Welt Ende. Daß aber der König einen heiligen Wächter gesehen hat vom Himmel herab fahren, und sagen: Hauet den Baum um, und verderbet ihn, doch den Stock mit seinen Wurzeln laßt in der Erde bleiben; er aber soll in eisernen und ehernen Ketten auf dem Felde im Grase gehen, und unter dem Tau des Himmels liegen und naß werden, und sich mit den Tieren auf dem Felde weiden bis über ihm sieben Zeiten um sind:

Das ist die Deutung, Herr König, und solcher Rat des Höchsten gehet über meinen Herrn König: Man wird dich von den Leuten verstoßen, und mußt bei den Tieren auf dem Felde bleiben, und man wird dich Gras essen lassen wie die Ochsen, und wirst unter dem Tau des Himmels liegen und naß werden, bis über dir sieben Zeiten um sind, auf daß du erkennest, daß der Höchste Gewalt hat über der Menschen Königreiche, und gibt sie, wem er will.

Daß aber gesagt ist, man solle dennoch den Stock des Baumes mit seinen Wurzeln bleiben lassen: dein Königreich soll dir bleiben, wenn du erkannt hast die Gewalt im Himmel.

Darum, Herr König, laß dir meinen Rat gefallen, und mache dich los von deinen Sünden durch Gerechtigkeit, und ledig von deiner Missetat durch Wohltat an den Armen, so wird dein Glück lange währen.«

Diese Auslegung des Traumes stimmt durchaus mit der modernen Psychotherapie überein. Es handelt sich hier um eine Deutung auf der sogenannten Subjektstufe: Daniel wies Nebukadnezar darauf hin, daß das Objekt des Traumes, der Baum, der groß und mächtig geworden war und umgehauen werden solle, Nebukadnezar darstelle, welchem wegen des Mißbrauchs seiner Macht der Verlust seines Königreichs drohe: »Das bist du, König.« Die Weisheit des Unbewußten warnt den verblendeten König vor den Folgen des Mißbrauchs seiner Herrschermacht. Daniel tut hier im Prinzip das, was der Psychotherapeut bei einer seelischen Kur leistet, er ist Mittler zwischen dem Unbewußten und dem Bewußtsein und korrigiert dadurch einen verkehrten Lebensstil. Man könnte auch hier den Traum mit manchem Kunstwerk vergleichen, indem dieses ebenso wie der Traum eine seelische Läuterung bewirken kann, wenn es recht erkannt wird. So hat Goethe darauf hingewiesen, daß er in manchen Figuren seiner Werke sich selbst bestrafte und Buße tat. So sagte er z. B., »die schlechten Figuren« im Götz und Clavigo »möchten Resultat ... reuiger Betrachtungen gewesen sein«.

Ein Gegenstück zu dem Traum Nebukadnezars ist ein ermutigender Traum Eckermanns, der im Schatten des Genies Goethes ein zaghaftes, unpersönliches Leben führte und sich sicherlich weniger zutraute als seiner Begabung entsprach. In seinem Traum vertauscht er seine Gestalt mit der eines schönen Jünglings, da er sich für zu unansehnlich hielt, um »mit Lust und Behagen vor den fremden Menschen zu erscheinen«. In der vertauschten Gestalt (womit sicherlich Goethe gemeint ist!) war er, so heißt es weiter in dem Bericht »glücklich im Gefühl dieser schönen Glieder«, sein Benehmen »war ohne Zwang«, und er trat »mit dem heitersten Vertrauen ... unter die Menschen«. Als der Freund ihm dann erklärte, daß er sich in seinen Gliedern vollkommen wohl fühle und sagte: »Ich weiß nicht, was du gegen deine Glieder hast, sie sind mir völlig recht ... man muß nur etwas aus sich machen«, war er sehr froh.

Als Eckermann diesen Traum Goethe erzählte, bemerkte dieser, daß auch er wiederholt durch Träume getröstet worden sei. Etwas boshaft ist die Äußerung Goethes, welche zugleich seine Bewertung der geistigen Leistung des Traumes und seine geringschätzige Beurteilung der Fähigkeiten Eckermanns erkennen läßt: »Sie werden gestehen, daß es Ihnen im wachen Zustande schwer werden würde, etwas so Eigentümliches und Hübsches zu erfinden.«

Der Hamburger Dichter Hermann Claudius teilte mir folgenden Traum mit:

»Ich sah bis ins einzelne deutlich das faltige Greisengesicht meines 1901 verstorbenen Vaters. Es hing herab von einer bläulich irisierenden und gleichsam fließenden Wand. Das Gesicht war unbeweglich wie eine Totenmaske, es zeigte aber soviel stumme Trostlosigkeit und Herzensjammer, daß ich ungewollt meine Hand hob und der Erscheinung liebkosend über Haar und Wangen strich. Da löste sich die schmerzvolle Spannung seiner Züge und wich einer kindlichen Beglückung, wenn sich auch die Augenlider des Gesichtes kaum hoben und das Ganze fern und gleichsam fremd blieb, obgleich meine Hand es berührt hatte. Ich erwachte, sah erwachend noch

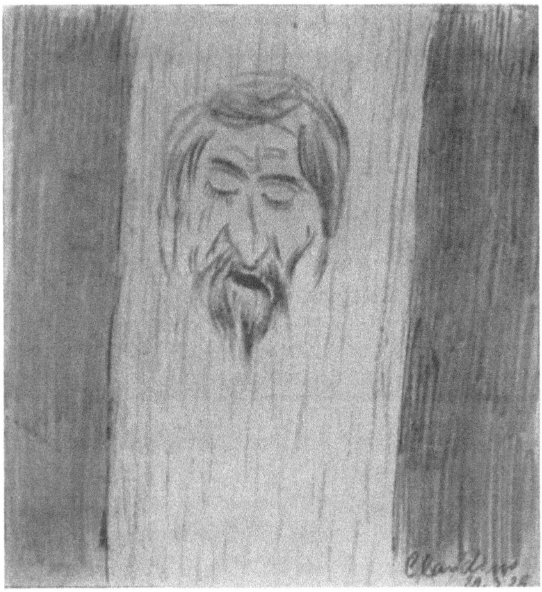

Fig. 1

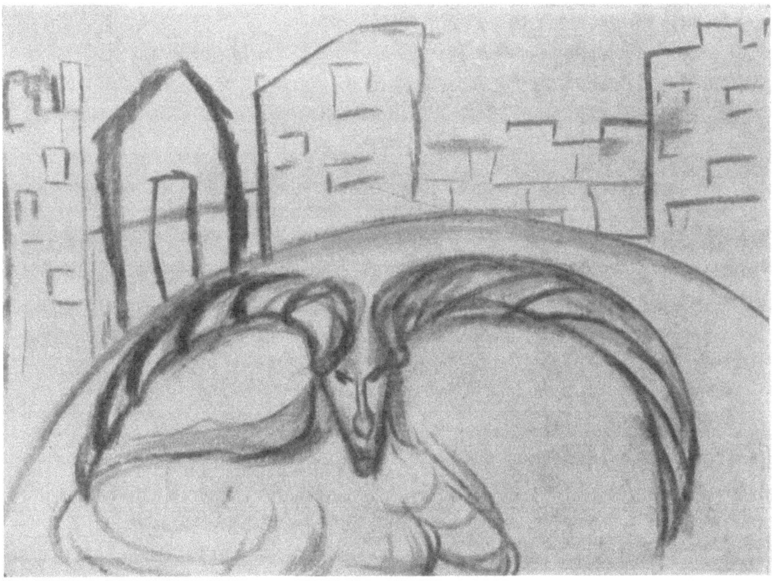

Fig. 2

Tafel 2

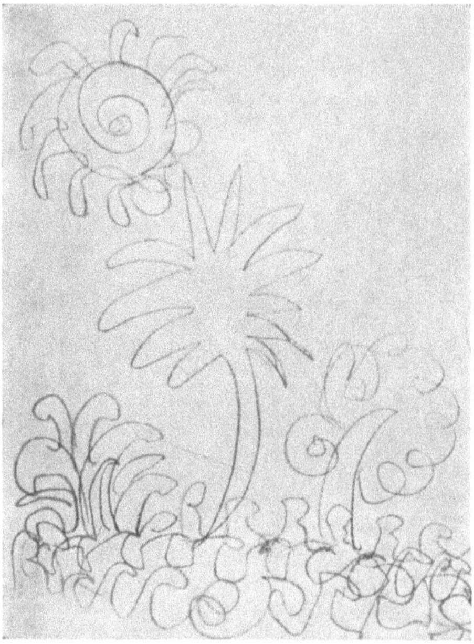

Fig. 4

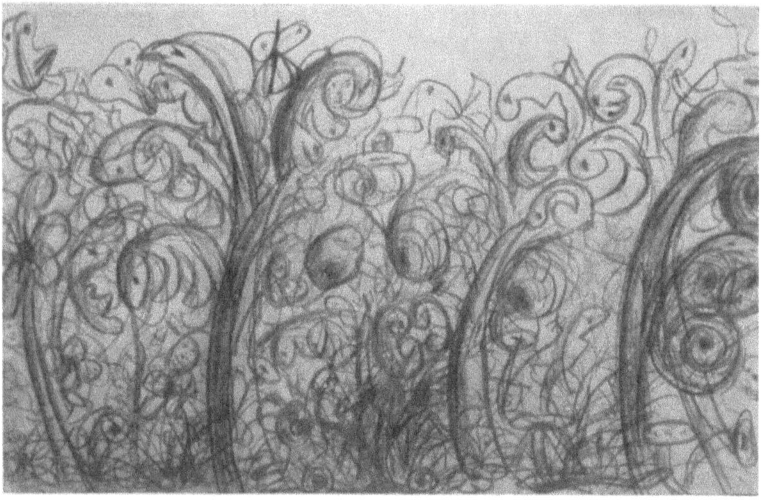

Fig. 5

das Gesicht des Vaters vor mir — leise entgleitend, als ob ein Nebel es langsam verhülle — war tief erschüttert und wunderbar erquickt zugleich, als habe meine stille Liebkosung wieder gutgemacht, was ich als junger Mensch und irregeleitet an dem Alten mit harten Worten und Taten oft gesündigt hatte. Ja, sooft ich an den Traum zurückdenke, desto sicherer wird in mir das Gefühl nachträglicher Sühne und Verständigung.«

Auf meinen Wunsch zeichnete Claudius den Traum. Ich füge eine Photographie des Bildes bei (Fig. 1).

Es erübrigt sich, auf die vom Bewußtsein völlig unabhängige schöpferische Funktion dieses Traumes hinzuweisen, der ohne weiteres die sinnvolle Tendenz erkennen läßt, einen nicht verarbeiteten seelischen Konflikt zu beseitigen. Es kommt hier das zur Geltung, worauf ich bereits hingewiesen habe: Im Brennpunkt des seelischen Konfliktes steht ein Schuldgefühl, die durch dieses verursachte seelische Disharmonie wird durch den Traum im Sinne einer Regulierung der seelischen Dynamik ausgeglichen.

Die angeführten Traumbeispiele lassen die Weisheit des Unbewußten erkennen. Es ist durchaus verständlich, daß man früher den Traum als göttliche Offenbarung aufgefaßt hat. Diese Auffassung wird dem Sinn des Seins mehr gerecht als die des überklugen zivilisierten Menschen, der das Irrationale und eben auch den Traum, den er nicht versteht, als sinnlos abtut.

Die zweite Abbildung ist die Wiedergabe einer Zeichnung, in welcher eine Dame mittleren Lebensalters einen Traum dargestellt hat. Es lag eine schwere depressiv gefärbte Neurose vor, eine seelische Verkrampfung und Erstarrung, die der Traum in symbolischer Form sehr charakteristisch illustriert. Die seelische Verkrampfung erschwerte im Beginn der Behandlung außerordentlich die mündliche Mitteilung. Auf wiederholtes Drängen wurde schließlich der Traum gezeichnet. Wie in vielen Fällen erhielt ich auch hier zunächst die abweisende Antwort, nicht zeichnen zu können. Durch Entspannungs- und Versenkungsübungen, auf deren Methode ich noch eingehen werde, kam es zu einer Lösung der Verkrampfung, und es wurde die Besserung des seelischen Zustandes durch eine Serie von Zeichnungen illustriert, von denen ich einige noch wiedergeben werde. Der Traum, welchen Fig. 2 illustriert, war folgender:

»Ich sah vor mir einen abgebrochenen Berg, eine tiefe Höhle, deren starkgewölbte Oberfläche eine burgähnliche Stadt trug. Mauern, Türme mit Zinnen, breitausladende Steinquadern waren wie verwachsen mit dem kahlen Felsgelände; die Stadt fiel schroff ab zum Rand der Höhle. In dieser lag ein mächtiger versteinerter Steinbock mit dem Kopf nach vorn gerichtet, vom Leib war wenig zu sehen, der Kopf mit seinen großen, schön geschwungenen Hörnern füllte fast die Höhle aus. Der Steinbock lag, wie an die Erde geschmiedet. Nichts regte sich, nur die stark geriefte, wie Leder oder Stein harte Haut der Kniegelenke und des Rückenteiles, das zu sehen war, blähte sich in gleichmäßigen Atemzügen. Alle Umstehenden, darunter ich, standen gebannt und erschreckt vor diesem grauenvollen Leidensbild. Zugleich war ich aber selbst der Steinbock, fühlte mich in dieser Erstarrung und Schwere, in der Ohnmacht und Fesselung des Tieres. Die ungeheure Last der Stadt von oben auf das Deckengewölbe drückend erhöhte das Gefühl der Schwere und qualvollen Gebundenheit.«

Daß ein Traum eine seelische Situation oder einen seelischen Konflikt symbolisiert, ist keine Seltenheit. Wichtig ist es, daß die im Traum vom Unbewußten dargebotenen Ratschläge und Warnungen vom Bewußtsein verarbeitet werden und daß auf diese Weise ein falscher Lebensstil korrigiert wird [1]).

Daß eine Serie von Träumen den Ablauf eines gefühlsbetonten Erlebnisses illustrieren kann, zeigt folgendes Beispiel, welches ich dem Bericht einer Hörerin entnehme: »Nach 3 Jahren ungeheuerlicher Seelenqual über den Verlust meines Mannes lernte ich einen Mann kennen, dem ich ein ganz großes und starkes Gefühl entgegenbrachte, das ich trotz fortwährend herangezogener Vernunftgründe über seine Aussichtslosigkeit nicht sofort in Resignation aufzulösen vermochte. Der Kampf mit diesem Gefühl steigerte sich bis zur Verzweiflung, immer von Neuem entfacht von dem peinigenden Gedanken an die Lächerlichkeit, der ich 46jährige mich durch die Aussichtslosigkeit dieser späten Liebe aussetzte.

I. Traum:

Eine große dicke kupferrote Schlange mit einem weißen Muster lag am Fußende auf der linken Seite in meinem Bette und richtete sich drohend gegen mich auf. Sie war zu einer gleichmäßigen Spirale gerollt und schien von beängstigender Länge und Dicke. — Ich erwachte vor Angst und Schrecken.

---

[1]) Man könnte hier einen Satz von Hans Carossa anführen aus seinem Roman: »Der Arzt Gion«, Leipzig, 1932: »Dein Traum weiß mehr von dir als du.«

II. Traum (nach 2—3 Wochen):

Dieselbe Schlange, kleiner und dünner, lief mir über den Weg. Ich nahm ein dickes Holz, um sie durch einen Schlag ins Genick zu töten; es gelang mir auch, aber ich war meiner Sache nicht ganz sicher, ob die Schlange nun endgültig erledigt war.

III. Traum (nach weiteren 2—3 Wochen):

Die kupferrote Schlange war nunmehr zur Größe einer Ringelnatter herabgesunken, lag erledigt und von einem braven Hunde aufgefressen auf meinem Wege. Ich stellte mit großer Erleichterung die Überreste in Form einer großen Fischgräte mit dem Schlangenkopf daran fest. — Die böse Schlange spielte nie wieder eine Rolle in meinen Träumen. — Ich muß hinzufügen, daß ich vor Schlangen einen Abscheu und eine Angst habe, die sich in Wirklichkeit beim Sehen dieser Tiere bis zur physischen Übelkeit steigert, daß ich in meinen Träumen aber mehr Furcht vor einer Bedrohung, als Ekel hatte.«

Daß die Schlange eine libidinöse Strebung symbolisiert, läßt dieses Beispiel ohne weiteres erkennen[1]). Bereits in der älteren Traumliteratur, z. B. bei Schubert, ist darauf hingewiesen, daß Tiere im Traum sehr oft sinnliche Leidenschaften des Träumers bedeuten.

In der älteren Traumliteratur wird der sogenannte Leibreiztraum wiederholt erwähnt. So weist ein Arzt des 13. Jahrhunderts, Arnold von Villanova, auf ihn hin. Bei Traumexperimenten habe ich meinen Hörern den Leibreiztraum demonstriert. Eine Hörerin z. B. träumte bei einem Versuch von einem Bilde, auf dem ein Olivenhain dargestellt war. Ich bewegte meine Hand vor ihrem Gesicht. Die auf diese Weise erzeugte leichte Luftbewegung veränderte das Traumbild, indem die im Traum geschauten Olivenbäume von einem Wind hin und her bewegt wurden.

Einer anderen Hörerin legte ich bei einem Traumversuch vier Finger auf die Stirn. Sie berichtete nach dem Erwachen, daß im

---

[1]) In diesem Zusammenhang verweise ich auf eine Stelle des genialen Buches von Graf Hermann Keyserling, »Südamerikanische Meditationen« Stuttgart-Berlin 1933. K. hatte vor seiner Reise nach Südamerika Schlangenvisionen, als er sich »noch in Europa, in die ersten Südamerikanerseelen versenkte« . . . »Und dann offenbarte sich mir, daß das, was in mir zuerst die Assoziation des Bösen wachrief, nichts anderes ist als das Ur-Leben; die Qualifizierung entsteht dadurch, daß ein verzerrender Spiegel es auffängt. Und dann verstand ich auch, warum das unterste Leben sich gerade als Schlange im Tagesbewußtsein spiegeln muß, wie denn die Chaldäer für Schlange und Leben nur ein Wort besaßen.«

Augenblick des Auflegens der vier Finger sie vier hohe kahle Baumstämme gesehen habe.

Es ist verständlich, daß die Dichter dem Traum eine besondere Beachtung geschenkt haben:

Herder bezeichnet den Traum als einen Weg »in des Herzens Tief' und des Geistes«. Ihm gilt der Traum als das »Vorbild aller Dichtung«. Die hohe Einschätzung des Traums durch Herder liegt in der Bildhaftigkeit der Traumsprache. Nach Herder war die Bildersprache des Traums das ursprüngliche Ausdrucksmittel. Er sagt wörtlich: »Überhaupt sind bei allen phantasiereichen Völkern die Träume wunderbar mächtig; ja wahrscheinlich waren auch Träume die ersten Musen, die Mütter der eigentlichen Fiktion und Dichtkunst.« Welche Rolle der Traum bei Novalis spielt, — wer von Novalis spricht, spricht von der Romantik — geht schon daraus hervor, daß in seinem Roman »Heinrich von Ofterdingen« des Traums siebzigmal in den verschiedensten Variationen Erwähnung geschieht. Ich führe aus diesem Roman folgende Stelle an:

»Ist nicht jeder, auch der verworrenste Traum, eine sonderliche Erscheinung, die auch, ohne noch an göttliche Schickung dabei zu denken, ein bedeutsamer Riß in den geheimnisvollen Vorhang ist, der mit tausend Falten in unser Inneres hereinfällt? In den weisesten Büchern findet man unzählige Traumgeschichten von glaubhaften Menschen« ... »Mich dünkt der Traum eine Schutzwehr gegen die Regelmäßigkeit und Gewöhnlichkeit des Lebens, eine freie Erholung der gebundenen Phantasie, wo sie alle Bilder des Lebens durcheinander wirft und die beständige Ernsthaftigkeit des erwachsenen Menschen durch ein fröhliches Kinderspiel unterbricht. Ohne die Träume würden wir gewiß früher alt.«

Seinen psychologischen Fragmenten entnehme ich folgende Sätze:

»Die Träume sind für den Psychologen höchst wichtig — auch für den Historiker der Menschheiten. Die Träume haben sehr viel zur Kultur und Bildung der Menschheit beigetragen; daher mit Recht das ehemalige große Ansehn der Träume« ... »Der Traum belehrt uns auf eine merkwürdige Weise von der Leichtigkeit unsrer Seele, in jedes Objekt einzudringen, sich in jedes sogleich zu verwandeln.«

Diese Bemerkung der Fähigkeit der Seele, sich im Traum in jedes Objekt zu verwandeln, erscheint mir besonders bedeutungsvoll. Man könnte hierzu hinzufügen:

All unsere Erstarrung, all unsere Zerrissenheit, an der wir leiden, löst sich im Traum auf, so erhält der Traum eine Erlösungsfunktion, es schwinden die Gegensätze, ein Zustand tritt ein, den die indische Philosophie als nirdvandva, frei von Gegensätzen bezeichnet. So können wir in einer bestimmten Art von Träumen die Religion in ihrer tiefsten Form erleben.

Eine außerordentliche Bewertung fand der Traum auch in den Werken von Tieck, welcher besonders die ungewöhnliche Stärke der Affekte im Traum gegenüber denen im Wachen betont, und die Erhellung, welche das Dunkle und Unbewußte, besonders auch die unterdrückte unsittliche Natur des Menschen durch den Traum erfährt. In seinen Werken kommt zum Ausdruck, daß der Traum eine tiefere Bedeutung habe und eine rätselhafte geistige Macht sei. Sir William Lovell ist überzeugt, »daß an wirren, scheinbar sinnlosen Träumen sich ein tieferer erforschen lasse, wenn der Mensch nur fein genug beobachten könnte und vom Irdischen nicht festgehalten würde.«

Jean Paul vergleicht wie Novalis den Traum mit der Dichtkunst. Wie ein Shakespeare gebe der Träumer den spielenden Personen »die eigentümlichste Sprache, die schärfsten Merkworte ihrer Natur ein, vielmehr soufflieren sie es ihm, nicht er ihnen.« »Im Traum sowohl als auch beim Dichten geht es so zu: Aus einer plastischen Form der Menschheit hat sich eine plastische Figur aufgerichtet an der Hand der Phantasie und redet uns an, indem wir sie anschauen, und wie der Wille die Gedanken macht, nicht die Gedanken den Willen, so zeichnet diese phantastische Willensgestalt unsern Gedanken, d. h. Worten, die Gesetze und Reihen vor.«

Man könnte den Ausdruck »plastische Form der Menschheit« durch den von Jakob Burckhardt ersetzen, welcher von »urtümlichen Bildern« spricht, es handelt sich jedenfalls um Figuren und Symbole aus den tiefsten Schichten des Unbewußten, um Inschriften weit zurückliegender Entwicklungsphasen, die besonders auch in Sagen und Mythen der Völker aus der Tiefe hervorschimmern.

In Übereinstimmung mit Jean Paul spricht F. Th. Vischer von einem »sich Eingebenlassen von Gebilden, denen man doch selbst eingegeben hat«. Als Erklärung sagt er: »Das Bild ist erst ein Du, wenn das Ich auf seiner Seite ist.« Es wird dasselbe seelische Gesetz gekennzeichnet, das in der mystisch-religiösen Ekstase, in der Auflösung des Ich, in dem Schwinden der Gegensätze und damit in der Erlösung vom Leid zur Geltung kommt. Weiter nennt Vischer den Traum den »vollkommenen Dramatiker«. Ein Vergleich zwischen künstlerischer Produktivität und Traum findet sich auch in den Vorlesungen über Ästhetik von Schleiermacher.

Von Hebbel haben wir zahlreiche Äußerungen zu dem Problem der Beziehung zwischen Traum und Kunst. So sagt er: »Der Zustand dichterischer Begeisterung (wie tief empfind' ichs in diesem Augenblick!) ist ein Traumzustand, so müssen andere Menschen sich ihn denken.« Eine andere Bemerkung in seinen Tagebüchern lautet: »Mein Gedanke, daß Traum und Poesie identisch sind, bestätigt sich mir mehr und mehr.«

Eine beträchtliche Zahl von dichterischen Produktionen sind im Traum entstanden. Allerdings sind die Eingebungen des Traumes meistens noch zu sichten und zu ordnen, da sie eines klaren Zusammenhanges entbehren.

In seinen Jugenderinnerungen und Bekenntnissen schreibt Paul Heyse:

»Nun vollzieht sich freilich der beste Teil aller künstlerischen Erfindungen in einer geheimnisvollen unbewußten Erregung, die mit dem eigentlichen Traumzustand nahe verwandt ist, so daß man das Wort: Wen Gott lieb hat, dem gibt er es im Traum, auch auf diese Tätigkeit des Menschengehirns anwenden kann. Meistenteils aber tragen die nachtwandlerischen Eingebungen der Phantasie auch darin den Charakter der Traumwelt, daß sie eines klaren Zusammenhanges entbehren und erst vom Verstande und künstlerischer Besonnenheit geordnet und von willkürlichen Elementen gereinigt werden müssen, wenn sie sich am Licht des Tages legitimiren sollen. Wem ist es nicht begegnet, daß er im Traum Verse gemacht hat, die er selbst höchlich bewunderte, bis er sie am Morgen, wenn sie ihm überhaupt noch gegenwärtig geblieben waren, als platte Reimereien oder baren Unsinn erkannte? So treibt auch die novellistische Phantasie im Schlaf ihr Spiel und erfindet abenteuerliche Geschichten. Mehrmals aber, zumeist im morgendlichen Halbtraum, ist es mir begegnet, Motive zu erfinden, die ich dann nach dem Erwachen fortspann und sofort zu einer runden Entwicklung brachte. So entstand die Novelle »Kleopatra« aus einem unheimlichen Traumringen mit einem phantastischen Getier, andere Erlebnisse dieser Art zu geschweigen. Einmal aber begegnete es mir, daß mir eine ergreifende Novelle fast vollständig im Traum bescheert wurde.

Mir war, als wandelte ich mit meinem Freunde Ludwig Schneeganz durch die Hauptstraße von Sestri Levante. Wir traten in die Kirche ein und fanden dort einen Katafalk, auf dem die Leiche einer schönen, stattlichen Frau von etwa 40 Jahren aufgebahrt lag. Der

Küster erzählte uns ihre Lebensgeschichte, die so merkwürdig war, daß Schneeganz ausrief: Das ist ja eine richtige Novelle und eine ganz famose! Das verdroß mich nicht wenig. Nun hat er, dachte ich im Traum, seine Hand auf den Stoff gelegt und ist doch gar kein Novellist. Als ich erwachte, war mir alles noch höchst gegenwärtig, ich besuchte desselben Tages meinen Freund und erzählte ihm, was ich geträumt. Wenn du darauf bestehst, sagte ich, muß ich dir die Geschichte überlassen, nach dem Recht des »Primi occupantis«. Er verzichtete lachend und nach 14 Tagen hatte ich »Die Frau Marchesa« geschrieben, in allen Hauptzügen durchaus nach dem geträumten Bericht des Küsters, aus dem mir sogar lange Namen im Gedächtnis geblieben waren.«

Nicht nur Dichtungen, sondern auch Kompositionen verdanken dem Traum ihre Entstehung. Hoche nimmt an, daß Schubert neue Melodien geträumt habe. Von Tartini wird es berichtet. Hoche nennt den Komponisten Goldschmidt, der einen Walzer so niedergeschrieben habe, wie er ihn im Traum auf dem Klavier gespielt habe, und er erwähnt den Komponisten Cassimir, der angab, symphonisch zu träumen und u. a., das Motiv zu einem Trio geträumt und sofort nach dem Erwachen aufgezeichnet zu haben.

Es ließen sich auch Beispiele von wissenschaftlichen Entdeckungen im Traum anführen.

Der Fortfall von Hemmungen des Wachzustandes und die plastische Anschauungsfähigkeit des Traumes sind es, welche Leistungen mannigfacher Art begünstigen. Man kann in manchen Fällen — allerdings nicht nur bei Träumen — von einer Mehrleistung des Unbewußten sprechen, welche wundersüchtige Menschen zu dem Glauben an übernatürliche Kräfte führt.

Kriminelle Regungen, die in der Tiefe der Seele schlummern, steigen oft in die Bilderwelt der Träume empor. Es ist anzunehmen, daß ohne die Träume, welche den gesellschaftsfeindlichen Trieben einen Ausweg bieten, noch mehr Verbrechen begangen würden. Ebenso sind auch die Kunstschöpfungen der Phantasie ein Ersatz der Wirklichkeit und so seelische Ventile. Sagte doch Hebbel von Shakespeare, daß er zum Mörder geworden wäre, wenn er nicht in seinen Dramen so viele Morde dargestellt hätte. Wir finden besonders bei Dichtern Bekenntnisse ihrer Kriminalität im Traum. Stekel teilt folgende Äußerung von Paul Wertheimer mit:

»Da die Menschen noch immer von uns Dichtern Heuchelei und Verstellungen verlangen, kann ich Ihnen Ihre Fragen nicht beantworten, wie ich wollte. Es gibt kein Verbrechen, das ich nicht geträumt und in der Phantasie nacherlebt habe. Ich bin nicht imstande, diese Phantasien zu bannen. Sie kommen in Tagträumen und quälen mich in der Nacht. Ich kenne nur eine Rettung: Schreiben, Schreiben, Schreiben!«

Ernst von Wolzogen bemerkt zu dieser Frage: »Einige mir besonders verhaßte Menschen habe ich im Traum schon unendlich oft ermordet und dabei wahrhaft bestialische Blutorgien gefeiert.«

Stekel kommt auf Grund seines Materials zu dem Ergebnis, daß es an Galgen und Zuchthäusern fehle, wenn die Dichter für alle ihre geträumten Verbrechen bestraft würden. Doch nicht nur die Dichter haben kriminelle Träume; die Träume der künstlerisch nicht begabten Menschen unterscheiden sich nicht von denen der Dichter. Es kann jemand, der ein völlig tugendhaftes, ja geradezu heiliges Leben führt, von scheußlichen Verbrechen träumen. Der Nachweis, daß niemand frei ist von sündhaften Regungen, ist das beste Gegengift gegen alles Pharisäertum.

In dem Drama von Grillparzer »Der Traum, ein Leben« träumt Rustan, der Held dieses Dramas, von Betrug, Mord, Schlacht und Sieg. Wie im »Faust« das Böse durch Mephisto, so ist es in diesem Drama durch den Sklaven Zanga personifiziert, der sich im Traum des Rustan in eine schwarze Gestalt mit schwarzen Flügeln und mit Schlangen auf dem Kopf verwandelt.

Beim Erwachen fühlt Rustan sich wie von einem Alb befreit, daß er niemand haßt:

»O, mit welch warmem Regen —
Kommt mein Inn'res mir entgegen.
Hasse euch nicht! Hasse niemand!
Möchte aller Welt vergeben ...«

Massud aber, um dessen Tochter er wirbt, sagt:

»Doch vergiß es nicht; die Träume,
Sie erschaffen nicht die Wünsche,
Die vorhandenen wecken sie;
Und was jetzt verscheucht der Morgen,
Lag als Keim in Dir verborgen.«

Dieser künstlerisch gestaltete Traum läßt Schlüsse auf die Persönlichkeit des Träumers zu, er entspricht dem Wesen des Träumers. Insofern könnte man eine Verantwortlichkeit für den Traum annehmen [1]). Dieser Traum zeigt auch warnend, wie nur durch eine dünne Schicht das Böse verdeckt ist.

---

[1]) Nietzsche nimmt zu dieser Frage Stellung (»Morgenröthe«): »In Allem wollt ihr verantwortlich sein! Nur nicht für eure Träume! Welche elende

Treffend ist die Bemerkung des Kirchenvaters Augustinus, dessen »Bekenntnisse« viele psychologisch feine Beobachtungen enthalten, der sagt: wenn wir im Traum den Verlockungen der Sinne keinen Widerstand geleistet haben, finden wir beim Erwachen die Ruhe des Gewissens wieder, und eben der Abstand zwischen Traum und Wachen läßt uns erkennen, »daß nichts von uns geschehen ist, wenn es uns auch schaudert, daß es irgendwie in uns geschehen ist.«

Wenn wir weder im strafrechtlichen noch im rein menschlichen Sinne für unsere Träume verantwortlich sind, so müssen wir ihnen doch Beachtung schenken, da sie, wie der Traum Rustans z. B., eine Warnung sein können, indem sie eine Disharmonie zwischen Wunsch und Wirklichkeit erkennen lassen. Der Traum bemüht sich um eine Entspannung und eine Harmonisierung, er sucht den Frieden der Seele wieder herzustellen.

Wertvolle Einblicke in den Traumvorgang gewinnen wir durch Traumexperimente, auf die wir beim Leibreiztraum schon hingewiesen haben. Es läßt sich feststellen, wie die Fülle des Geträumten oft in einem Zeitraum von wenigen Minuten zusammengedrängt ist, wie das Zeitgefühl und die Zeitschätzung mehr oder weniger verloren geht; man glaubt stundenlang geschlafen zu haben, während nur wenige Minuten vergangen sind. Selten gelingt es, eine bestimmte Vorstellung in den Traum hinüberzunehmen.

Einem meiner Patienten, den ich durch eine psychotherapeutische Kur vom Asthma befreite, gab ich bei einer Versenkungsübung die Vorstellung von einer Seefahrt bei schönem Wetter. Er träumte dann auch davon, landete dann aber mit dem Schiff in einem Kanal bei Ypern und befand sich schließlich im Traum in einem Granattrichter, in welchem er im Kriege eine Verschüttung erlebt hatte, deren psychische Nachwirkung noch nicht überwunden war. Wir

Schwächlichkeit, welcher Mangel an folgerichtigem Muthe! Nichts ist mehr euer Eigen als eure Träume! Nichts mehr euer Werk! Stoff, Form, Dauer, Schauspieler, Zuschauer — in diesen Komödien seid ihr Alles ihr selber! Und hier gerade scheut und schämt ihr euch, und schon Oedipus wußte sich Trost aus dem Gedanken zu schöpfen, daß wir Nichts für Das können, was wir träumen! Ich schließe daraus: daß die große Mehrzahl der Menschen sich abscheulicher Träume bewußt sein muß. Wäre es anders: wie sehr würde man seine nächtliche Dichterei für den Hochmuth des Menschen ausgebeutet haben! — Muß ich hinzufügen, daß der weise Oedipus Recht hatte, daß wir wirklich nicht für unsere Träume — aber ebensowenig für unser Wachen verantwortlich sind, und daß die Lehre von der Freiheit des Willens im Stolz und Machtgefühl des Menschen ihren Vater und ihre Mutter hat? Ich sage dies vielleicht zu oft: aber wenigstens wird es dadurch noch nicht zum Irrthum.«

sehen hier, daß das Unbewußte die angebotene Vorstellung annahm, sie dann aber im Traum in ein affektbetontes Erlebnis hinüberleitete. Bei Traumexperimenten mit größeren Gruppen zeigt es sich, daß am ehesten noch Ursymbole, wie z. B. Feuer, Schlange, die vor der Einschläferung als Traumbild angeboten waren, von etwa 10% der Versuchspersonen zum Gegenstand des Traumes wurden. Es spielt hier der Typus selbstverständlich eine große Rolle. Starke psychische Reaktionen mit zum Teil sehr affektbetonten bildhaften Phantasien fand ich u. a. beim Vorlesen von Aufzeichnungen, welche zahlreiche Kollektivfiguren enthielten [1]).

---

[1]) Ich verweise auf den Aufsatz von W. Stockmayer: »Figuren des kollektiven Unbewußten«, Zentralblatt für Psychotherapie und ihre Grenzgebiete, Bd. III. Stockmayer weist darauf hin, daß die Visionen, die er von einer Analysandin an Hand ihrer Selbstaufzeichnungen veröffentlicht hat, als eine Selbstabbildung der jeweiligen aktuellen Libidosituation und ihrer spontanen Weiterentwicklung zu bewerten seien und daß es sich dabei um den unbewußten schöpferischen Entwicklungsgang der Persönlichkeit in kompensatorischer Wechselwirkung mit dem äußeren Anpassungsregime, der Personaentfaltung im Sinne Jungs, handle. Ich führe aus den Aufzeichnungen der Analysandin von Stockmayer folgende Stelle an:

»Dem Vogel, der mit gespannten Flügeln zum Meer flog, dem ging ich nach. Das Meer war wild und brauste. Durch den grünen Gischt schimmerten Korallenbänke; auf ihnen ging ich durch die Wellen und die Fische stießen an mich.

Plötzlich stieg vor mir aus der Tiefe ein ungeheurer, riesenhafter Fisch, der riß sein großes Maul auf und wollte mich verschlingen. Aber schnell wie ein Blitz stieß der weiße Vogel herab und durchstach dem Ungetüm mit langem, scharfem Schnabel beide Augen, daß es wirbelnd und schlagend zurücksank in den Abgrund. Da wurde es still und klar, und der weiße Vogel schwebte wie ein helles Licht über den Wassern.«

»Der Vogel Gottes flog über das leere Land. Rot war sein Schnabel, blau waren seine Flügel und trugen Augen, zwölf und zwölf. Seine Brust leuchtete weiß, und seine Augen strahlten scharf wie der Diamant, den die Sonne berührt.

Der Wind seiner Schwingen ging über die Welt und weckte die Schlange, die verborgen lag am Rand der Erde. Sie kam hervor und schob sich in großen Ringen über den nackten Boden. Der hob und senkte sich, und Bewegungen liefen durch ihn wellenförmig, und es bildeten sich Formen wie in Ei-Gestalt. Plötzlich brachen Bündel von Gräsern und Bäumen hervor, die zerteilten sich über das Land. Und die Schlange verbarg sich in ihnen.

Der Vogel ritzte mit dem Schnabel sich die Brust; da quollen blutige Tropfen und formten sich zu einer roten Kette, die schlang sich schimmernd ihm um seinen scharfgebogenen Schnabel. Darauf zerriß sie und fiel Perle um Perle nieder auf das Gras der Erde. Und aus den Perlen wuchsen Blumen auf, wie weiße Sterne. Das sah die Schlange, kam herbei, knickte die Stengel und verschlang die Blüten alle. Doch von den vielen wurde sie dick, geschwollen, unförmig, wie ein Ei — und platzte: und in den Schalen lag ein Kind.«

Unmöglich ist es, abstrakte Begriffe in den Traum aufzunehmen. Nach einem Beispiel von Silberer verwandelte sich das Nachdenken über die Verbesserung einer Stelle in einem Aufsatz im Traum in das Bild vom Glatthobeln eines Stückes Holz. Dieses Glatthobeln entsprach dem Ausfeilen einer holprigen Stelle im Aufsatz.

Der Traum ist wie die Sprache des Primitiven unfähig, abstrakte Begriffe zu bilden. Nietzsche drückt das so aus: »Im Schlafe und im Traume machen wir das ganze Pensum früheren Menschentums durch. Ich meine: wie jetzt noch der Mensch im Traum schließt, schloß die Menschheit auch im Wachen viele Jahrtausende hindurch. Der Traum bringt uns in ferne Zustände der menschlichen Kultur wieder zurück. Das Traumdenken wird uns jetzt so leicht, weil wir in ungeheuren Entwicklungsstrecken der Menschheit gerade auf diese Form des phantastischen und wohlfeilen Erklärens aus dem ersten beliebigen Einfall heraus so gut eingedrillt worden sind. Insofern ist der Traum eine Erholung für das Gehirn.«

Für den Primitiven haben die Träume eine weit größere Bedeutung als für den zivilisierten Menschen. Erkennt dieser die Träume nicht einmal als seelische Realität an, so haben sie für jenen denselben, ja einen größeren Einfluß auf sein Handeln als die Realität der Außenwelt. So ist z. B. in Neuguinea, wie Lévy-Bruhl mitteilt, ein Mann, der mit der Frau seines Freundes im Traum ein Unrecht begeht, strafbar; er muß eine Buße zahlen, wenn sein Traum bekannt wird. Ein Mensch ist sogar für das verantwortlich, was er im Traum eines andern getan hat!

Wie der Traum für den Kulturmenschen ein Stück des untergegangenen Kindesseelenlebens darstellt, so entsprechen Sagen und Märchen dem Kindheitszustand in der Entwicklung der Menschheit. Wie Pfeil und Bogen, die Waffen der Primitiven, nur noch eine

---

Wir haben hier zwei Motive: Vogel-Fisch, und Vogel-Schlange, dem zweifellos eine psychische Gesetzmäßigkeit zugrunde liegt, die man etwa abstrakt als Gegenspiel von Geist und Trieb definieren könnte. Eine weitere bemerkenswerte Stelle lautet: »Der Mensch wisse die Grenzen des Raums, auf daß er erkenne das Geheimnis des Kreises und lebe. Doch wehe dem, der seine Gedanken hinausträgt über den Rand: er wird zerfallen, und nur der weiße Vogel kann ihn retten vor dem speienden Schlund des Raumlosen. Aber das ist der Tod.«

»Das Geheimnis des Kreises« spielt auch eine Rolle bei den Mandalasymbolen, die C. G. Jung in dem Buch, das er mit Richard Wilhelm zusammen herausgegeben hat, »Das Geheimnis der goldenen Blüte«, München 1929, erörtert hat.

Rolle in der Kinderstube spielen, so hat man auch das Märchen in die Kinderstube verwiesen. Ebenso wie die Träume haben indes auch Sagen und Märchen einen verborgenen Sinn, in ihnen sind verbotene Wunschregungen wie im Traum symbolisch ausgedrückt. Das Seelenleben unserer fernsten Ahnen spiegelt sich in ihnen wider. Wie im Traum z. B. wilde Tiere, Drachen und Schlangen usw. Symbole sinnlicher Begierden sind, so ist der Kampf mit diesen Tieren ein typisches Motiv in Sage und Märchen. Weit und beschwerlich ist der Weg von tierhafter Triebgebundenheit zu einem Geistesleben, das wir als Kultur bezeichnen. In Sage, Märchen und im Traum raunen tiefe Geheimnisse.

Die Dichterin v. Stockart Meynert sagt: »Was wissen wir Stummgeborenen von der meertiefen Sprache der Träume? Da wir uns Laute prägten, haben wir das Idiom der Seele verloren und nur ein Traum läßt es uns ahnen.« Ich schließe die Traumpsychologie mit einem Wort von Meyrink (»Der weiße Dominikaner«): »Träumen lernen ist der Wahrheit erste Stufe. Weisheit fließt aus dem Traum.«

Das schöpferische Prinzip des Unbewußten läßt sich auch aus dem Assoziationsversuch ableiten; zeigt es sich doch bei diesem Versuch, daß besonders gefühlsbetonte Vorstellungen, welche durch ein Reizwort ausgelöst werden, in einer gesetzmäßigen zeitlichen Beziehung zu diesem Reizwort stehen. Die verlängerte Reaktionszeit macht zugleich das Prinzip des sog. Widerstandes und der Verdrängung verständlich. Andererseits ergibt ein Assoziationsversuch einen summarischen Überblick über den seelischen Zustand resp. die gestörte seelische Dynamik der Versuchsperson. Es werden bei diesem Versuch der Versuchsperson etwa 100 Reizworte zugerufen, auf welche sie sofort mit einem Reaktionswort, ohne zu überlegen, zu antworten hat. Es zeigt sich nun, daß bei einigen Reizworten die Reaktionszeit, welche mit einer Stoppuhr gemessen wird — sie beträgt durchschnittlich 2—3 Sekunden — verlängert ist und daß diese verlängerte Reaktionszeit durch die Verdrängung von gefühlsbetonten Vorstellungen bedingt ist. So betrug in einem Versuch die Reaktionszeit zwischen dem Reizwort »Schrank« und dem Reaktionswort »Schlüssel« 20 Sekunden. Das Reaktionswort an sich war in keiner Weise auffallend, sondern stand in sinngemäßer Beziehung zu dem Reizwort; ohne die Zeitmessung hätte man also keinen Verdacht haben können, daß hier eine Verdrängung vorlag. Auf die Bemerkung, daß dies der Fall sein müsse, wich die Versuchsperson zunächst aus, gab aber dann schließlich zu, daß tatsächlich ein peinlicher Vorfall verdrängt war. Erst nach Überwindung von Widerstand gelang es ihr, das Geschehnis mitzuteilen: sie hatte den Schrank ihrer Tochter geöffnet, wozu sie sich nicht berechtigt fühlte, obwohl die begründete Sorge um die Tochter sie dazu veranlaßt hatte, nach ihrem Tagebuch zu fahnden. Eine andere Frau konnte bei einem Assoziationsversuch auf das Reizwort »Betrug« überhaupt kein Reaktionswort finden und teilte mir mit, daß dieses Reizwort ein stark gefühlsbetontes Erlebnis berührt habe: sie war von einem Manne in schwerer Weise ausgebeutet und betrogen worden.

Eine junge Dame erklärte mir, daß sie imstande sei, ohne Verlängerung der Reaktionszeit sämtliche Reizworte zu beantworten. Es gelang ihr das in gewissem Grade, indem sie sich gegen die Reizworte abdichtete und einfach, wenn ein Reizwort fiel, sofort irgend ein anderes Wort mir zurief. Als ich dann aber das Reizwort »Glück« sagte, trat eine erheblich verlängerte Reaktionszeit von etwa 20 Sekunden ein. Ich hatte hier, trotz der Abwehr der Versuchsperson, einen Komplexreiz ausgeübt, und sie war mit ihrem bewußten Willen nicht imstande, die Reaktion, die sich in der verlängerten Reaktionszeit zeigte, zu vermeiden. Es sei nebenbei bemerkt, daß im Gegensatz zur orthodoxen Freudschen Psychoanalyse, welche infolge ihrer mehr passiven Methode einen ungeheueren Aufwand an Zeit und Kosten beansprucht, die aktivere Psychotherapie, welche ich selbst anwende, in gegebenen Fällen sich methodisch der Komplexreize bedient, wobei meistens das im Unbewußten enthaltene verdrängte Material mobilisiert und zur entspannenden Entladung gebracht wird. Es kommt bei diesen Vorgängen das schöpferische Prinzip des Unbewußten in eindrucksvoller Weise zur Geltung.

Wir haben an den angeführten Beispielen, besonders der Traumpsychologie, die Macht und die von unserem Willen und unserem Bewußtsein unabhängige Tätigkeit des Unbewußten kennengelernt. Wir haben aus den Äußerungen von schöpferischen Menschen erfahren, daß sie, besonders die Dichter, sich der Führung des Unbewußten anvertrauen, aus welchem sie wie eine Pflanze das Werk in sich wachsen lassen und erst nachträglich durch Willen und Bewußtsein das ihnen übermittelte Naturprodukt der Seele in endgültige Formen bringen. Dieser sekundäre Akt des schöpferischen Vorgangs ist bei den verschiedenen Kunstwerken verschieden groß. Doch sind wohl diejenigen Kunstwerke am eindrucksvollsten und am unmittelbarsten wirksam, bei denen dieser bewußte Prozeß in seinem

Anteil recht gering ist. Wo er überwiegt, fühlt man sofort das Konstruierte heraus [1]).

Kleist hat in seinem Aufsatz »Über das Marionetten-Theater« etwas Ähnliches gesagt, indem er darauf hinweist, »welche Unordnungen in der natürlichen Grazie des Menschen das Bewußtsein anrichtet«, und daß »in der organischen Welt ... die Grazie immer strahlender und herrschender hervortritt«, je dunkler und schwächer die Reflexion wird. Doch glaube er, daß die Grazie sich wieder einfinde, »wenn die Erkenntnis gleichsam durch ein Unendliches gegangen ist«, ... »so, daß sie, zu gleicher Zeit, in demjenigen menschlichen Körperbau am reinsten erscheint, der entweder gar keins, oder ein unendliches Bewußtsein hat, d. h. in dem Gliedermann, oder in dem Gott.«

»Mithin ... müßten wir wieder von dem Baum der Erkenntnis essen, um in den Stand der Unschuld zurückzufallen ... das ist das letzte Kapitel von der Geschichte der Welt.«

Man könnte hier auch auf Schiller hinweisen, der in seinem Aufsatz »über Anmut und Würde« sagt: »Der Anteil, den der Empfindungszustand der Person an einer willkürlichen Bewegung hat, ist das Unwillkürliche an derselben, und er ist auch das, worin man die Grazie zu suchen hat.« —

Wir können es verstehen, daß jeder wirklich schöpferische Mensch gläubig und religiös im wahren Sinne ist, daß er in seinem Werk das religare, die Rückverbindung mit den Tiefen des Unbewußten pflegt [2]). Die Ohnmacht seines hinfälligen Einzelwesens schwindet durch die Hingabe an die Tiefen der Seele, wir können hierfür auch sagen, an Gott, wenn wir diesen Begriff nicht persönlich meinen; denn wir sind »Gott« um so näher, je weniger wir ihn uns

---

[1]) Anton Mayer (»Der Gefühlsausdruck in der bildenden Kunst«, Berlin 1913) vertritt die Auffassung, daß »der erste Keim eines Kunstwerkes, und damit der Kunst, in einem unbewußten, über unsere Erkenntnismöglichkeit hinausgehenden intuitiven Erfassen des Wesens der Dinge oder des Seins liegt«. Er unterscheidet bei der Entstehung eines Kunstwerks drei Phasen: »1. Die unbewußte Konzeption im metaphysischen Erkennen des Seins, als stabiles Grundprinzip der Kunst überhaupt; 2. die bewußte Ausbildung im Geistigen, vermittelt durch die mit dem Unbewußten verbindende Phantasie, als labile Fähigkeit des Individuums; 3. das Sichtbarwerden der bewußten Ausbildung durch die ausführende Technik.«

[2]) Goethe: »Die Kunst ruht auf einer Art religiösem Sinn, auf einem tiefen, unerschütterlichen Ernst; deswegen sie sich auch so gern mit der Religion vereinigt.« ... »Die Menschen sind nur solange produktiv in Poesie und Kunst, als sie noch religiös sind.«

vorstellen [1]). In diesem Zusammenhang möchte ich gewissermaßen in den Mittelpunkt meiner Ausführungen den Satz stellen, daß das Kunstwerk uns hier nicht als solches in seiner ästhetischen Erscheinung interessiert, sondern nur insoweit, als es Ausdruck eines seelischen Vorganges ist und diesem gerecht wird, und vor allem, was aus den obigen Ausführungen ohne weiteres hervorgeht, als es die seelischen Konflikte und seelischen Disharmonien für den Künstler selbst und damit auch für seine Umwelt löst. So bedeutet das Kunstwerk zugleich eine Läuterung, eine Katharsis. Dieses Problem hat Schiller eingehend erörtert. Goethe hat betont, daß er durch seine Dichtungen sich selbst geläutert und sich von quälenden seelischen Spannungen befreit habe: »Gab mir ein Gott zu sagen, was ich leide.«

Es hat sich gezeigt, daß die moderne Psychotherapie sehr viele Berührungspunkte mit dem indischen Yoga hat, worauf besonders der bekannte Indologe Prof. Hauer-Tübingen hingewiesen hat [2]). Ein Vergleich des Yoga mit den psychotherapeutischen Versenkungsübungen wird zugleich das Grundprinzip dieser Richtung der modernen Psychotherapie erkennen lassen. Es ist nicht so, daß die Versenkungsübungen der Psychotherapie sich aus der Kenntnis des Yoga ergeben haben, sondern es hat sich erwiesen, daß Yoga und Psychotherapie völlig unabhängig voneinander verwandte Methoden entwickelt haben. Es ist hier nicht der sogenannte Hatha Yoga gemeint, welcher besonders durch die sensationellen Fakirkunststücke bekannt geworden ist, wie z. B. das Verschlucken der Zunge, die Vernichtung des Bewußtseins, das Sichlebendigbegrabenlassen, durch alle diese z. T. der Taschenspielerei verwandten Methoden, welche bestenfalls auf eine Scheinerlösung hinzielen, sondern der sogenannte Raja-Yoga, der Königsyoga. Yoga bedeutet Joch, ursprünglich war Anjochung von Zaubermacht durch magische Übungen, später ist Anjochung von Gedanken gemeint. Der Raja-Yoga ist eine Frucht der ersten indischen Moderne, des 5. Jahrhunderts vor Christi Geburt, einer Zeit, welche in ihrer seelischen Struktur der unsrigen nicht unähnlich war. Man suchte einen Weg

---

[1]) Goethe: »Es ist keine schönere Gottesverehrung als die, zu der man kein Bild braucht, die bloß aus dem Wechselgespräch mit der Natur in unserm Busen entspringt.«

[2]) J. W. Hauer: »Der Yoga im Lichte der Psychotherapie.« Bericht über den 5. Allgemeinen Ärztlichen Kongreß für Psychotherapie, Leipzig 1930. J. W. Hauer: »Der Yoga als Heilweg«, Stuttgart 1932.

der Erlösung aus seelischer Zerrissenheit und entdeckte ihn als den Weg zu den unbewußten Gründen der Seele, in denen nach der Auffassung des Yoga, wie auch nach der Erkenntnis der modernen Tiefenpsychologie, die Keime und die Kraft zur seelischen Heilung liegen. Die bewußten Vorgänge sind nach der Anschauung des Yoga nur Wirkungen von Ursachen, welche im Unbewußten ihren Sitz haben. Bezeichnend sind für diese Ursachen im Unbewußten die Worte wie bīja = »Keim«, samskāra = »Bewirker«, vāsānā = »Einwohnung«. Diese Einwohnungen sind nach der Yogalehre nicht nur auf persönliche Erlebnisse zurückzuführen, sondern auch auf Einflüsse aus der Ahnenwelt. Wir können diese mythischen Vorstellungen von der Wiederverkörperung in Parallele setzen zu dem Ergebnis der Vererbungsforschung, daß eben unsere Anlagen nicht nur von den Eltern her, sondern großenteils von weit zurückliegenden Generationen auf uns übergegangen sind, wie z. B. die Geisteskrankheit des Königs Ludwig II. von Bayern durch Vererbung oder, was dem Sinne nach dasselbe ist, durch Wiederverkörperung von einem Ahnen auf ihn übertragen ist, der zehn Generationen vor ihm an derselben Krankheit gelitten hat. Man könnte in diesem Zusammenhang auch an das Haeckelsche Gesetz denken, nach welchem die Entwicklung des Einzelindividuums eine Wiederholung der Stammesentwicklung ist.

Wir haben bereits verschiedene Schichten des Unbewußten kennengelernt, ein persönliches und ein überpersönliches, kollektives Unbewußtes. Letzteres ist allen Rassen gemeinsam, worauf u. a. die Ähnlichkeit der Märchen und Mythen von Völkern, die zu völlig verschiedenen Rassen gehören, hinweist. Im kollektiven Unbewußten tauchen wohl auch Regungen und Ahnungen aus Entwicklungszuständen, die der Tier- und Pflanzenwelt gemeinsam sind, empor. Es steht dem Bewußtsein am fernsten wie Wurzel und Wipfel eines Baumes. Es läßt sich also die mythologische Formulierung der Wiederverkörperung sowohl mit der Vererbungslehre wie mit den psychologischen Anschauungen der Tiefenpsychologie in Beziehung bringen, und wir werden daher von der Ansicht des Yoga, daß die wirkungskräftigen Einwohnungen im Unterbewußtsein nicht nur auf das gegenwärtige Dasein zurückgeführt werden können, sondern daß Jahrtausende daran ihren Anteil haben, nicht überrascht.

Als Grundursachen der samskāra werden die kleśa bezeichnet. Kleśa bedeutet etymologisch »der Dränger« oder »das Drängen«, »die Bedrängnis«. Es gibt deren fünf:

1. Der Grundirrtum, die falsche Einstellung zur Welt, daß man

nämlich meint, das, was sie uns darbietet, sei das Begehrenswerte, das »Wirkliche«.

2. Die Ichheit und Selbstsucht.
3. Die Lustgier, welche die Seele ans Sexuelle bindet.
4. Haß und unbegründete Antipathien.
5. Das Hängen an Dingen, besonders am Leben, das, wie ein Text sagt, selbst den Weisen noch reitet.

Wir können im großen und ganzen in der Sprache der Psychotherapie die kleśa mit Komplexen, den affektbetonten Inhalten der Seele, vergleichen.

Der Heilsweg des Yoga ist nicht der Weg der starren Willensanspannung, sondern »wie der Bauer, der sein Feld bewässern will, einfach den das benetzende Wasser abhaltenden Damm öffnet und so dem Wasser einen Weg zu seinem Felde bahnt, so soll man den heilenden Grundkräften der Prakṛti (»Urnatur«) durch gut gewählte Mittel freie Bahn schaffen«.

Dieses Bild könnte man im Sinne der modernen Psychotherapie dahin auslegen, daß die infolge der Kultur als störend abgelehnten und ins Unbewußte verdrängten Triebkräfte durch die seelischen Heilmethoden bewußt gemacht resp. in schöpferische Kräfte umgewandelt werden und dadurch die durch die Verdrängung entstandenen seelischen Spannungen und Hemmungen aufgelöst werden.

Der Yoga strebt nach einer radikalen Klärung des Unterbewußtseins durch bewußte Erkenntnis. Er lehrt eine bis in feinste Einzelheiten ausgebaute Methode des Bewußtmachens des gesamten Inhaltes des Unterbewußten bis hinein ins Organische und bis in die letzten Tiefen uralter seelischer Schichten. Allgemein nennt der Yoga diese Technik des Bewußtmachens dhyāna, wörtlich »Nachsinnen«, das wir mit Meditation übersetzen können, wenn nicht vergessen wird, daß dies im Yoga nicht nur gesammeltes Überdenken eines bestimmten Bewußtseinsinhaltes, sondern vornehmlich seelische Tiefenschau ist. Dhyāna ist das eigentümlichste Stück des Yoga. Alle Übungen des Yogaweges zielen irgendwie darauf hin.

Es werden zur Vorbereitung der Versenkung bestimmte Haltungen, Atem- und Konzentrationsübungen angegeben, um alle Kräfte der Aufmerksamkeit so nach innen zu lenken, daß keine Störung von außen eintritt (von Buddha wird erzählt, daß, als er in Meditation saß, ein Blitz neben ihm eingeschlagen habe, ohne daß er es merkte). Dann folgt die Übung in der Konzentration auf einen Punkt oder einen Gedanken.

Stellen wir die hier skizzierten Methoden der Yogapraxis den psychotherapeutischen Methoden gegenüber, so ist eine Übereinstimmung vor allem darin zu erkennen, daß die Willensanspannung als Weg zur Heilung im allgemeinen abgelehnt wird. Diese Einstellung wird der Tatsache gerecht, daß die meisten nervösen Störungen Spannungserscheinungen sind. Hochgradige Spannungszustände finden wir bei den Geistesstörungen, besonders bei derjenigen, welche als Spannungsirresein (Katatonie) charakteristisch bezeichnet wird.

Wie bereits angeführt, sind besonders die Entspannungs- und Versenkungsübungen mit der Yogapraxis verwandt. Kommt es doch besonders bei den Versenkungsübungen zu einem Eindringen und zu einem Aufhellen der tiefsten Schichten des kollektiven Unbewußten, während die Psychoanalyse sich im wesentlichen dadurch vom Yoga unterscheidet, daß sie fast nur eine Bewußtmachung und Rationalisierung des persönlichen Unbewußten anstrebt.

Die Yogapraxis und die Psychotherapie der genannten Richtung bemühen sich um einen Zusammenschluß der zerspaltenen Seele, indem sie das Bewußtsein in seiner Flucht vor der Urnatur, vor den Tiefen der Seele durch das Anschauen der Tiefe zu beruhigen und gewissermaßen schwindelfrei zu machen suchen. Das Bewußtsein ist dann kein Verhängnis [1]) mehr, wenn es sich mit den Inhalten des Unbewußten durch Erkenntnis vereinigt, und so die Einheit der Seele wiederhergestellt wird.

Im Endziel aber gehen Yoga und Psychotherapie auseinander: der Yogin sucht in radikaler Rücksichtslosigkeit die Brücken zur Welt abzubrechen und zum Heiligen zu werden, während sich die Psychotherapie darum bemüht, den Neurotiker, welcher den Aufgaben des Lebens nicht gewachsen ist, zur Bewältigung dieser Aufgaben zu befähigen und ihn nicht von der Realität, vor der er flieht, zu entfernen, sondern seine Anpassung an diese zu fördern. Es ist die wesentlichste Aufgabe der Psychotherapie, den Weg zur Umwelt, welchen die Neurose versperrte, frei zu machen.

So wird die Psychotherapie mit ihren Methoden nur den An-

---

[1]) Ich verweise auf das Buch von Alfred Seidel, der Selbstmord beging, »Bewußtsein als Verhängnis«, Bonn 1927. Seidel weist auf die Gefahren der auflösenden Wirkung des Bewußtmachens durch die Psychoanalyse hin, Prinzhorn, welcher das Buch aus dem Nachlaß herausgegeben hat, kennzeichnet ihn mit einem Wort aus dem Zarathustra als einen von denen, »welche nicht zu leben wissen, es sei denn als Untergehende, denn es sind die Hinübergehenden.«

fangsstadien des Heilwegs des Yoga parallel gehen, vor allem der seelischen Läuterung.

Eine auf Abtötung des Trieblebens gerichtete Askese, wie sie der Yoga fordert, wäre insofern schon psychotherapeutisch paradox, als beim Neurotiker oft eine Unfähigkeit zur Trieb- und Lebensbejahung vorliegt. So stehen sich im Endziel Yoga und Psychotherapie als extreme Gegensätze gegenüber: hier Verneinung des Lebens — dort Lebensbejahung, hier Erlösung — dort Lösung, hier Verzückung, Entrückung von der Wirklichkeit — dort Anpassung an die Realität, hier Auflösung der Gegensätze, Nirvana — dort ein harmonisches Sicheinpassen in die Gegensatzpolarität, hier Heiligkeit, Vollendung — dort Erfüllung der Forderungen des unvollkommenen Diesseits. —

Ich selbst bin im Laufe eines Jahrzehnts von der Hypnose ausgehend zu der Methode der Entspannungs- und Versenkungsübungen übergegangen.

Da an vielen Universitäten die Psychotherapie nicht gelehrt wird, so sind die Psychotherapeuten fast alle mehr oder weniger Autodidakten, und dieser Mangel der ärztlichen Ausbildung — ich will es nur nebenher bemerken — hat es mit sich gebracht, daß ein großer Teil des Publikums, selbst der gebildeten Kreise, sich bei seelischen Leiden, wenn es sich nicht gerade um eine Geisteskrankheit handelt, an den medizinisch nicht geschulten Heilbehandler, d. h. an den Kurpfuscher wendet, der meistens mit massiven, oft recht bedenklichen suggestiven Wirkungen arbeitet und in sehr vielen Fällen die »Dummheit« selbst sehr »intelligenter« Leute ausbeutet, indem er das von diesen mißachtete und mißverstandene Irrationale zum Gegenstand seines oft gemeingefährlichen »Berufes« macht. Eine wirksame Bekämpfung der Kurpfuscherei sehe ich, nachdem ich wiederholt Sachverständiger in geradezu grotesken Kurpfuscherprozessen gewesen bin, immer mehr darin, daß besonders die kommende Ärztegeneration, ausgerüstet mit ausreichenden psychologischen und psychotherapeutischen Kenntnissen, dem seelischen Leid der Menschen abzuhelfen fähig ist, so daß der leidende Mensch — denn »Leid« ist im Verhältnis zur »Krankheit« das Umfassendere, und es besteht ein ebenso großes Bedürfnis danach, vom Leiden befreit, als von der Krankheit geheilt zu werden [1]) —

[1]) Nietzsche »Morgenröthe«: »Die Phantasie des Kranken beruhigen, daß er nicht, wie bisher, mehr von seinen Gedanken über seine Krankheit zu leiden hat, als von der Krankheit selber, — ich denke, das ist Etwas! Und es ist nicht wenig! Versteht ihr nun unsere Aufgabe?«

sich nicht mehr dem Kurpfuscher, sondern dem medizinisch und psychotherapeutisch geschulten Arzt anvertrauen kann.

Wir können ebenso wie eine kleine und eine große Chirurgie auch eine kleine und eine große Psychotherapie unterscheiden. Die Entspannungsübungen dürften sich als kleine Psychotherapie auch für den praktischen Arzt eignen. Sie beanspruchen relativ wenig Zeit und gelingen im Gegensatz zur Hypnose fast immer. Sie eignen sich auch als Einleitung für eine weitere, eingehendere psychische Behandlung, besonders für Versenkungsübungen. Wenn E. Liek in seinem sehr interessanten und für jeden Arzt beachtenswerten Buch »Das Wunder in der Heilkunde« (J. F. Lehmanns Verlag 1930) darauf hinweist, daß es eine Psychotherapie des praktischen Arztes noch nicht gebe, so möchte ich dem widersprechen, indem ich das Entspannungstraining für ein geeignetes Verfahren halte. Durch eine umfangreichere Anwendung psychotherapeutischer Methoden, besonders des Entspannungstrainings, ließe sich eine erhebliche Einsparung von Medikamenten, vor allem von Beruhigungs- und Schlafmitteln erzielen. Auf die Technik des Entspannungstrainings will ich kurz eingehen [1]).

Da bei der Entspannungsübung eine passive Konzentration wesentlich ist, so ist alles zu vermeiden, was durch äußere Reize die Konzentration stören könnte. Die Übung wird daher eingeleitet durch Augenschluß. Man kann die Entspannungsübung im Sitzen oder im Liegen durchführen. Wenn man sie im Sitzen durchführt, so empfiehlt es sich, einen bequemen Sessel zu benutzen mit Armlehnen, auf welchen die Arme, im Ellbogen zu einem Winkel von etwa 120 Grad gebeugt, im unteren Drittel des Unterarmes bequem aufliegen können. Die Hände hängen bei diesen Versuchen möglichst entspannt herab. Stehen beim Einüben des Trainings bei einer größeren Anzahl von Personen — ich habe gelegentlich einem größeren Kreis von Hörern das Training demonstriert — derartige Sessel nicht zur Verfügung, so wählt man die sog. Droschkenkutscherhaltung, bei welcher die Unterarme auf den Oberschenkeln ruhen.

Anschließend wird der Versuchsperson die Aufgabe gestellt, sich auf Schwere des ichnäheren Armes, d. h. bei Rechtshändern des rechten, bei Linkshändern des linken Armes einzustellen. Man kann bei der ersten Übung das Schwereerlebnis dadurch erleichtern,

---

[1]) Eine ausgezeichnete Darstellung gibt J. H. Schultz in seinem Buch über »Das autogene Training«, Leipzig 1932.

Ich verweise auch auf meinen Aufsatz über »Entspannungstherapie« in der »Medizinischen Welt« 1933.

daß man über den Arm leicht hinabstreicht. Die Reaktion ist sowohl qualitativ wie quantitativ verschieden. In den meisten Fällen kommt es zu einem Schwereerlebnis, mitunter auch zugleich zu einem Wärmeerlebnis, zum Gefühl des Kribbelns in der Hand usw. Der Erfolg der Schwereeinstellung läßt sich durch Betasten der Muskulatur prüfen. Beim Gelingen des Versuches ergibt die Betastung überall das gleichmäßig weiche Gefühl voll entspannter Muskulatur. Die Entspannung des Armes läßt sich auch dadurch feststellen, daß man den Versuchsarm unter dem Ellbogen anfaßt, leicht anhebt und fallen läßt. Bei gelungener Entspannung fällt der Arm ungehemmt auf die Unterlage zurück (Großmannscher Kunstgriff). Nach der Übung des Schwereerlebnisses geht man zu der des Wärmeerlebens über, und auch hier beginnt man mit dem ichnäheren Arm. Es zeigt sich, daß dieses Wärmeerlebnis in einem Glied tatsächlich zur Wärmesteigerung führt: hat man doch mit dem Zeiss'schen Wärmestrahlungsmesser eine Zunahme der Wärmestrahlung bis über einen Grad festgestellt. Auf die Erarbeitung des Schwere- und Wärmeerlebnisses kann man zum Training von konzentrativen Organerlebnissen übergehen, und man kann durch diese Methode gestörte Organfunktionen günstig beeinflussen.

Wir sehen an diesen Übungen, daß eine konzentrierte Vorstellung realisiert wird. Dasselbe gilt für den Pendelversuch, der ebenso von Aberglauben umwoben ist wie das Tischrücken und andrer spiritistischer Hokuspokus. Wenn ich mir beim Pendelversuch — wobei es völlig gleichgültig ist, ob ich einen Stab aus Holz oder Metall, ob ich einen Bindfaden oder einen Seidenfaden und ob ich zur Beschwerung einen Stein, einen Ring oder sonst etwas wähle — einen Kreis vorstelle, so beschreibt das Pendel einen Kreis, ohne daß ich willkürliche Bewegungen ausführe und ebenso beschreibt es einen Strich in der vorgestellten Richtung usw. Ähnlich ist es beim Fallversuch: Stelle ich mir vor, ich falle nach hinten, so wird diese Vorstellung realisiert, ohne daß ich willkürlich etwas dazu tue. Auch hier ist in gewissem Sinne das schöpferische Prinzip des Unbewußten wirksam.

Die Entspannungsübungen lassen sich leicht zu Versenkungsübungen erweitern. Hierbei kommt es zu einem Hinabgleiten vom Wachbewußtsein zu verschiedenen Tiefen des Unbewußten. Um festzustellen, in welchem Ausmaße die Versenkung geschehen ist, unterbreche ich in gewissen Zeitabschnitten die Übung, ähnlich wie bei der fraktionierten Hypnose, und erkundige mich, ob noch Raum- und Zeitorientierung vorhanden ist, ob traumhafte Vorstellungen auftauchen etc. Das Versenkungserlebnis kann besser als jede Erkenntnistheorie das Material geben zu einer metaphysischen Weltanschauung. Vor allem kann es die Brücke sein zu einer gläubigen Grundhaltung, zu einer seelischen Ruhigstellung durch die erlebte Erkenntnis, daß es jenseits der Ambivalenzspannung, jenseits von Angst, Qual und Leid ein Sein gibt der absoluten Ruhe, eben das, was der Inder nirdvana nennt, womit nicht etwa ein Nichts bezeichnet

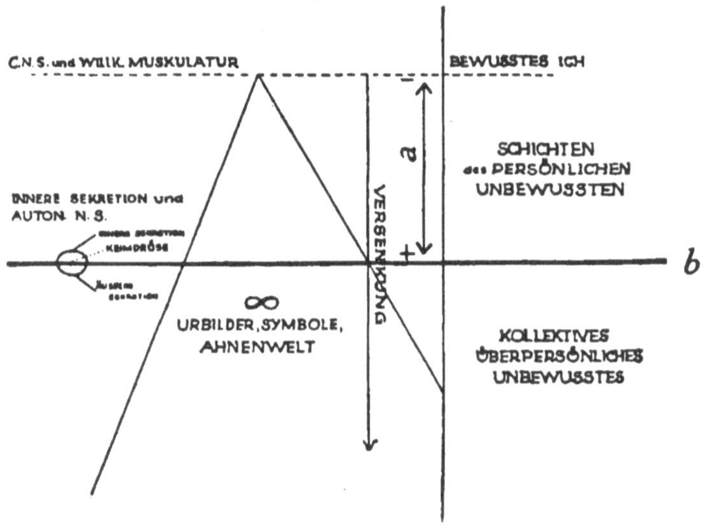

Fig. 3.

wird, sondern eine Befreiung von der Gegensatzspannung, wo es nicht mehr ein Ja oder Nein gibt, sondern eine absolute Bejahung. Bei einer Erreichung dieser Tiefe kommt es meistens zum Auftauchen von Symbolen. In einem vorläufigen Schema (Fig. 3) — der Unzulänglichkeit dieses Schemas bin ich mir bewußt — versuche ich eine Abgrenzung des Individuums gegen das überpersönliche Unbewußte zu setzen, und zwar denke ich mir biologisch eine Grenzlinie (b) durch die Keimdrüse gelegt: der innersekretorische Anteil der Keimdrüse als zum Individuum, die Keimzellen selbst, Eier und Sperma, als nicht mehr zum Individuum gehörend. Ich möchte in diesem Zusammenhange darauf hinweisen, daß nach Bachofen das Ei als religiöses Ursymbol verwandt worden ist. Die Linie a im Schema bezeichnet die Individualspannung, eben die Spannung, resp. Überspannung, welche der Gegenstand der Psychotherapie ist und deren

Lösung durch Versenkung, durch das Eintauchen in die Tiefen des kollektiven Unbewußten, in das Reich der Urbilder und Symbole möglich ist. Wie ich bereits bei der Erörterung der Beziehung zwischen Yoga und Psychotherapie anführte, ist es die Aufgabe der Psychotherapie, im Gegensatz zum Yoga eine Anpassung an die Realität zu erreichen und nicht eine Entrückung von der Wirklichkeit. Daher ist es unbedingt notwendig, bei dem Erlebenlassen der Versenkung durchaus individuell vorzugehen und in Fällen, in welchen die Neigung zum Abgleiten von der Wirklichkeit besteht, hemmend einzuwirken, in Fällen dagegen von starker Verkrampfung und Hingabeunfähigkeit das Tiefenerlebnis zu fördern, um dann den Weg zur Wirklichkeit und Gemeinschaft, der versperrt war, auf diese Weise frei zu machen. Wie ich an Bildern zeigen werde, kann gerade das Symbolerlebnis ein Ersatz und gelegentlich eine Nachholung von Erlebnissen sein.

Ich führe zur Illustration folgendes Beispiel an: Eine 60jährige Frau litt seit längerer Zeit an einer depressiv gefärbten Neurose. Sie, die früher geistig sehr aktiv und beweglich war, brachte ihre Tage liegend und untätig in Angst und Trauer hin. Sie ist wegen eines körperlichen Leidens behandelt worden, ohne Fortschritte zu machen. Durch Entspannungs- und Versenkungsübungen kommt es zu einer Beruhigung, und die körperlichen Beschwerden verschwinden bereits nach den ersten Übungen. Ich lasse sie zeichnen, was wie gewöhnlich mit Protest beantwortet wird, sie könne nicht zeichnen. Schließlich tut sie es doch, und es entsteht eine größere Anzahl von Bildern, welche erkennen lassen, daß sogar Jahrzehnte zurückliegende, in ihrem Ablauf gehemmte gefühlsbetonte Vorgänge jetzt durch symbolische Darstellungen ihre Erfüllung und damit ihren entspannenden Ausgleich finden. Figur 4 ließe sich im Sinne eines Schöpfungsmythos ausdeuten. Als ich das Bild sah, fiel mir auf, daß eine Anzahl von Rs in dem Bild enthalten ist. Als ich darauf hinwies, kam es zu einer stark affektbetonten Protestäußerung: Das sei doch schon 30 Jahre her und längst vergessen. Was steckte dahinter? Diese Frau hatte vor 30 Jahren einen Mann geliebt, auf den sich diese Rs beziehen. Sie hatte eine intime Beziehung ihrer Ehe wegen abgewiesen; doch ist es wahrscheinlich, daß sie damit ihre stärkste erotische Neigung verneint hat. Diese Verneinung spielte bei ihrer Neurose eine wesentliche Rolle, indem sie eine Störung des seelischen Gleichgewichts, der seelischen Dynamik, verursachte. Daß es sich bei Figur 5 ebenfalls um einen Schöpfungsmythos handelt, ist ohne weiteres zu erkennen. Was ich schon wiederholt erörterte, geschah hier: die Regulierung der seelischen Dynamik führte zu einer Befreiung von neurotischen Beschwerden.

Ein anderes Beispiel: eine Frau von etwa 30 Jahren erkrankt an einer Depression. Ein Assoziationsversuch ergibt, daß bei ihr der Wunsch nach einem Kinde, das sie sich aus wirtschaftlichen Gründen versagt hat, eine Rolle spielt. Bereits in einer der ersten Versenkungsübungen erlebt sie symbolhafte Bilder. Auf meine Veranlassung zeichnet sie die Erscheinung (Fig. 6). Sie berichtet zu den drei Bildern folgendes: »1. Es war mir, als ob mein Kopf sich zur ersten Form ausweitete.

2. Sie sprang oben auf und wurde so zur aufbrechenden Knospe.

3. Der Füllkelch war vollends geöffnet und eine herrliche rote Blume sproß daraus hervor.«

Bei diesem Erlebnis hatte sie das Gefühl »der unendlichen Freude, Heiterkeit, als Erlebnis ganz rein, ganz abgelöst von allem Irdischen, jenseits vom Alltäglichen, Gewohnten, eine Offenbarung, Verheißung.«

Bereits nach wenigen Versenkungsübungen war sie völlig geheilt. Es tauchten noch wiederholt Symbole auf. In diesem Falle, kann man wohl sagen, hat das schöpferische Prinzip des Unbewußten, welches durch die Versenkungsübungen stärker wirksam werden konnte, die Störung der seelischen Dynamik beseitigt und den Heilungsprozeß vollzogen. Die Bedeutung und Wirksamkeit des Symbols für die seelische Harmonie läßt sich wohl kaum eindrucksvoller beweisen.

Die Beziehung des Symbols zum schöpferischen Prinzip des Unbewußten läßt auch folgendes Beispiel [1]) erkennen: Eine frühere Diakonissin, welche die Sexualität als Sünde verdrängte und frigide war, litt an Angstgefühlen, Errötungsfurcht, Unsicherheit und einem als Zwang empfundenen Sichgebanntfühlen in Gegenwart anderer. Sie kam widerwillig der Aufforderung, zu zeichnen, nach, und im Beginn der Kur zeichnete sie in der Art der Fig. 7. Nachdem sie durch Entspannungsübungen freier geworden war, entstanden etwa 3 Wochen später, mit einem Schlage, zu ihrem Erstaunen sichere Linien, welche Symbole darstellen, z. B. Hasen, Schlangen (Fig. 8), und sie zeichnete u. a. — ohne es zu erkennen — einen symbolischen Sexualakt (Fig. 9). Das Symbol als Ersatz der Wirklichkeit und als unbewußte Erfüllung verdrängter Triebansprüche kam besonders bei diesen Zeichnungen deutlich zur Geltung [1]).

[1]) Diesen Fall habe ich bereits veröffentlicht in dem Aufsatz »Schuldgefühl und Neurose« in Psychologie u. Medizin, 4. Bd., 1932.

Tafel 3

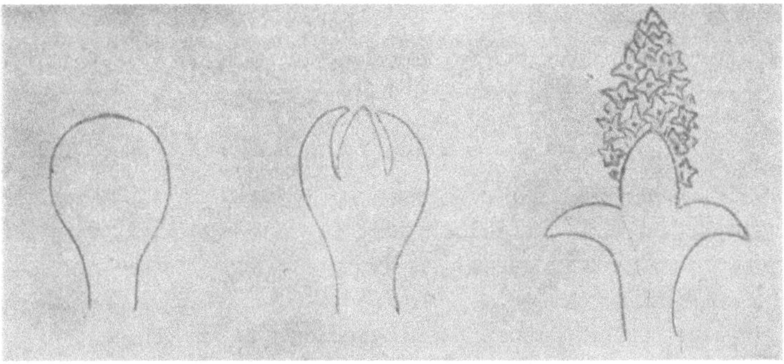

Fig. 6

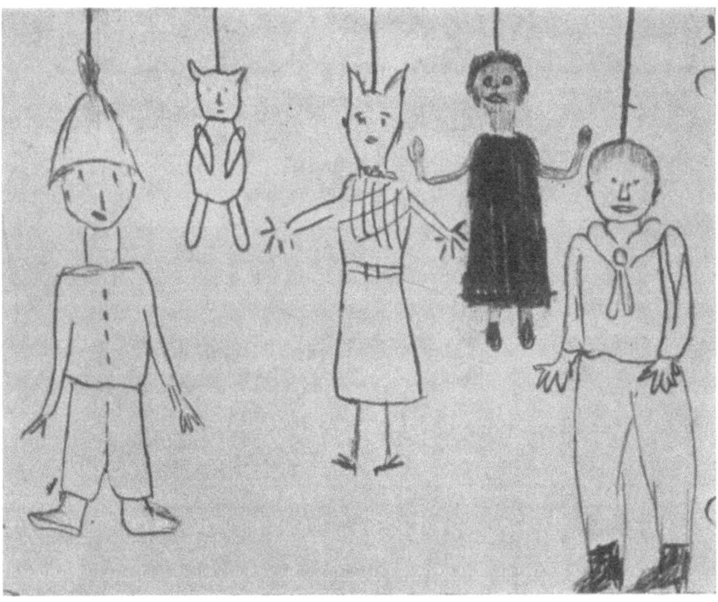

Fig. 7

Tafel 4

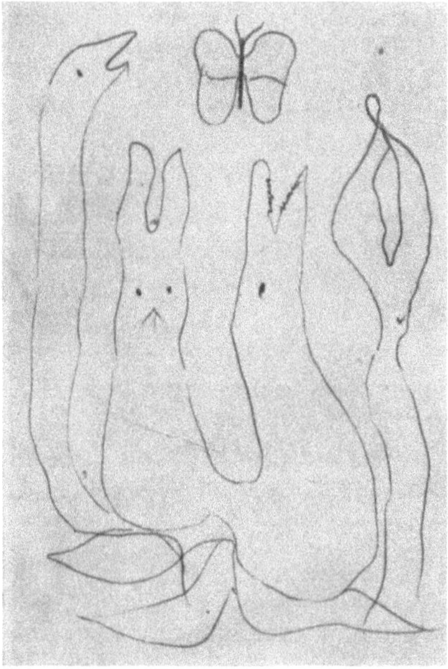

Fig. 8

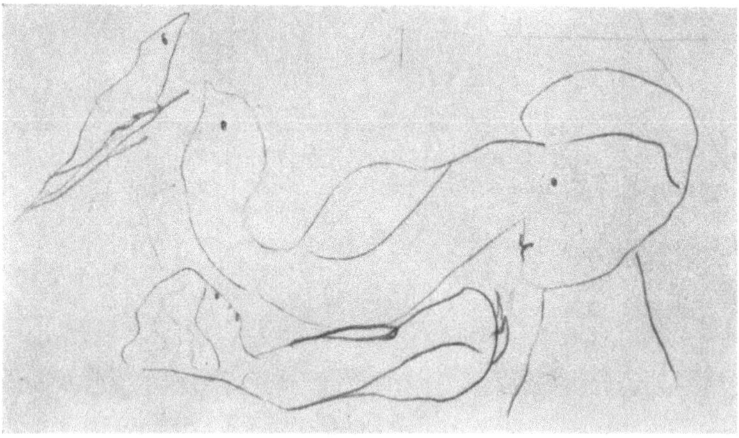

Fig. 9

Man könnte bei ihren Phantasien an das Bild Grünewalds denken, das den heiligen Antonius von allerlei Gewürm umgeben zeigt.

Diese Skizze der Symbolbedeutung im Prozeß von Neurosen könnte erweitert werden durch einen Vergleich der hier angeführten Symbole mit religiösen Kultsymbolen. L. Haeberlein [1]) weist auf »die seelenkundliche Erfahrung der religiösen Tiefenwirkung des echten Symbols« hin. »Uns stehen keine Kultmittel, keine sakralen Handlungen zur Verfügung ... Wir wollen nicht Priester sein, wo Arzttum unsere Aufgabe ist. Aber es gibt eine Stelle im Leben sehr vieler unserer Patienten, wo gewissermaßen von selbst ein Zugang zu den schöpferischen, überpersönlichen Tiefen sich öffnet durch das Medium persönlichen Erlebens hindurch, es sind die zum überpersönlichen Weltganzen in Beziehung stehenden Urbilder ... auf die man, wenn man auf sie achten gelernt hat, gar nicht allzu selten stößt, deren Auftreten insbesondere häufig das Kollektiv-Unbewußte in Symbolgestalt dem Träumenden vor Augen stellt ... Werden beseelte Urbilder, wo sie aufgetaucht sind, mit schauender Kraft — man kann auch sagen, meditierend — nacherlebt, dann vermögen sie ähnliche Wirkungen zu entfalten, wie sie vom Natursymbol antiker Kulte ausgingen.«

Besonders charakteristisches Bildmaterial, welches besser als jede Beschreibung durch Worte den Fortschritt und die Phase der psychischen Kur illustrierte, erhielt ich von der Dame, welche ich im Beginn der Kur den ihren seelischen Zustand kennzeichnenden Traum von dem versteinerten Widder zeichnen ließ (Fig. 2). Es handelte sich in diesem Fall um eine schwere Störung der seelischen Dynamik, um eine Ablösung von den seelischen Urkräften, um eine Instinkt- und Triebschwäche höchsten Grades. Daß sie sich selbst zerrissen fühlte, zeigt Figur 10, während Figur 11 den Wendepunkt darstellt: Den Durchbruch zum Licht aus dem Dunkel der Vergitterung. Man könnte diese Blüte als ein Mandalasymbol deuten, worauf ich noch eingehen werde. In diesem Stadium war sie schon fähig, an Gesellschaften teilzunehmen, während sie vorher wie eine büßende Nonne völlig einsam lebte. Aus der großen Bilderserie füge ich als letztes Bild Figur 12 bei, in welcher eine seelische Harmonie durch das Symbol einer verhalten emporlodernden Flamme zu erkennen ist. Sie, die vorher völlig frigide war und ihre Tage unge-

---

[1]) »Das religiöse Kultsymbol der Antike und aus ihm sich ergebende Folgerungen für die Psychotherapie.« Bericht über den 4. allgemeinen ärztlichen Kongreß für Psychotherapie, Leipzig 1929.

nutzt hinbrachte, war in dieser Phase fähig zum Liebesleben und auch zur beruflichen Tätigkeit.

Mehrere Maler haben einigen Bildern dieser Patientin einen künstlerischen Wert zuerkannt. Als Psychotherapeut lehne ich jede ästhetische Bewertung ab. Ich würde auch — das sage ich bereits im Hinblick auf meine weiteren Ausführungen — meine Kompetenzen überschreiten, wenn ich den Standpunkt eines Kunstkritikers einnehmen würde, abgesehen davon, daß es sich hier um rein psychologische und nicht um kunstwissenschaftliche Probleme handelt.

In meiner Stellungnahme zu den bildlichen Darstellungen von Patienten stimme ich der Auffassung von C. G. Jung bei, welcher in seinem Werk »Seelenprobleme der Gegenwart« ,Verlag Rascher, Zürich 1931, schreibt: »Auch wenn gelegentlich künstlerisch schöne Dinge von meinen Patienten produziert werden, Dinge, die sich ohne Weiteres in modernen »Kunst«-Ausstellungen sehen lassen könnten, so betrachte ich sie doch als völlig wertlos, gemessen am Wertmaßstab wirklicher Kunst. Es ist sogar wesentlich, daß sie wertlos seien, sonst bilden sich meine Patienten ein, Künstler zu sein, womit der Zweck der Übung gänzlich verfehlt wäre. Es handelt sich nicht um Kunst, vielmehr, es soll sich nicht um Kunst handeln, sondern um mehr und anderes als bloß Kunst, nämlich um lebendige Wirkung auf den Patienten selber. Was der soziale Standpunkt als das Geringste bewertet, steht hier am höchsten, nämlich der Sinn des individuellen Lebens, um dessentwillen sich der Patient bemüht, Unaussprechbares in kindlich unbeholfene, sichtbare Form zu übersetzen.

Mit dieser Methode — wenn ich dieses Wort überhaupt gebrauchen darf — kann sich der Patient schöpferisch unabhängig machen. Er hängt jetzt nicht mehr von seinen Träumen ab und nicht mehr vom Wissen seines Arztes, sondern, indem er sich malt, kann er sich selber gestalten. Denn was er malt, sind wirkende Phantasien, es ist das, was in ihm wirkt. Und was in ihm wirkt, das ist er selbst, aber nicht mehr im Sinne des früheren Mißverständnisses, wo er sein persönliches Ich für sein Selbst hielt, sondern in einem neuen, ihm bisher fremden Sinne, wo sein Ich als Objekt des in ihm Wirkenden erscheint. In zahllosen Bildern müht er sich, das in ihm Wirkende erschöpfend darzustellen, um schließlich zu entdecken, daß es das ewig Unbekannte und Fremde ist, das tiefste Grundlage unserer Seele ist.« C. G. Jung hat in dem oben S. 23 erwähnten Buche »Das Geheimnis der goldenen Blüte« 10 Zeichnungen von Patienten wiedergegeben, welche Mandalasymbole darstellen.

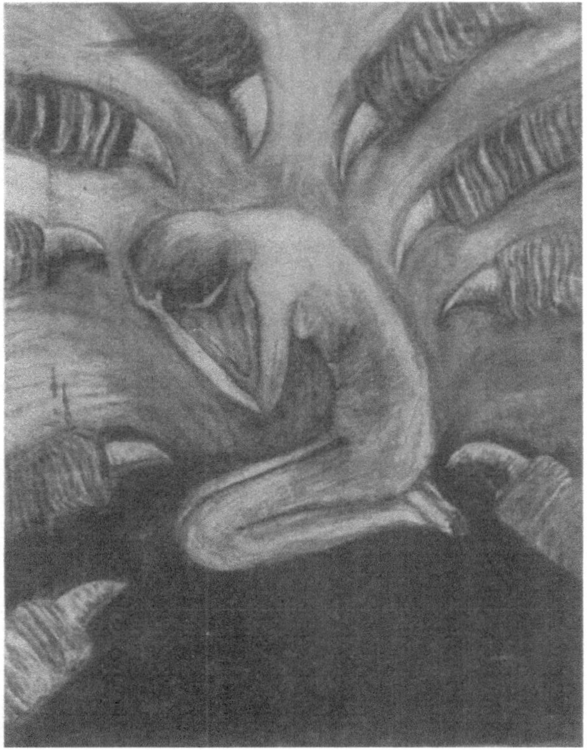

Fig. 10
Qual und Licht, Ergriffensein von dämonischen und himmlischen Kräften.

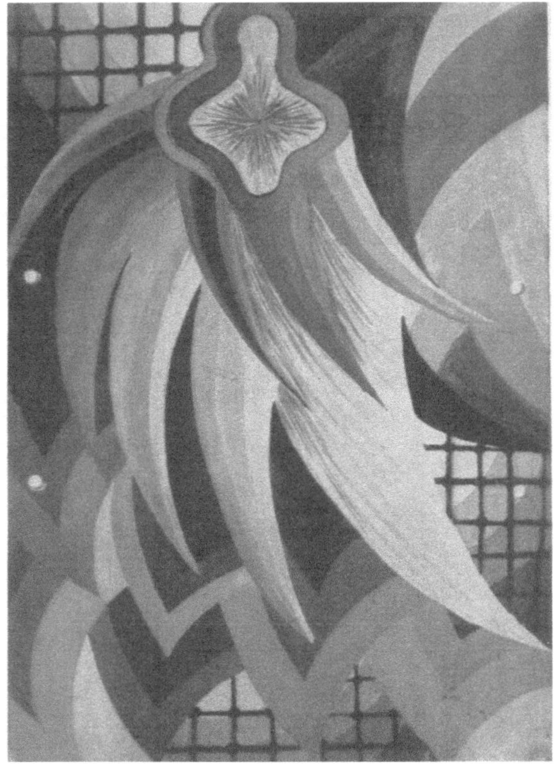

Fig. 11
Blütenentfaltung, Durchbruch zum Licht aus dem Dunkel der Vergitterung.

Tafel 6

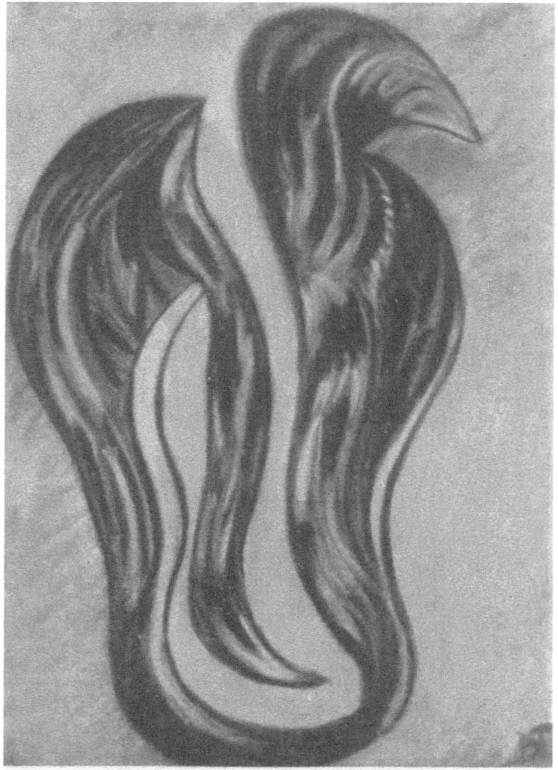

Fig. 12
Verhaltenheit, Stolz, ein Schacht ins Seelische, dem Leidenschaft und Feuer entströmt.

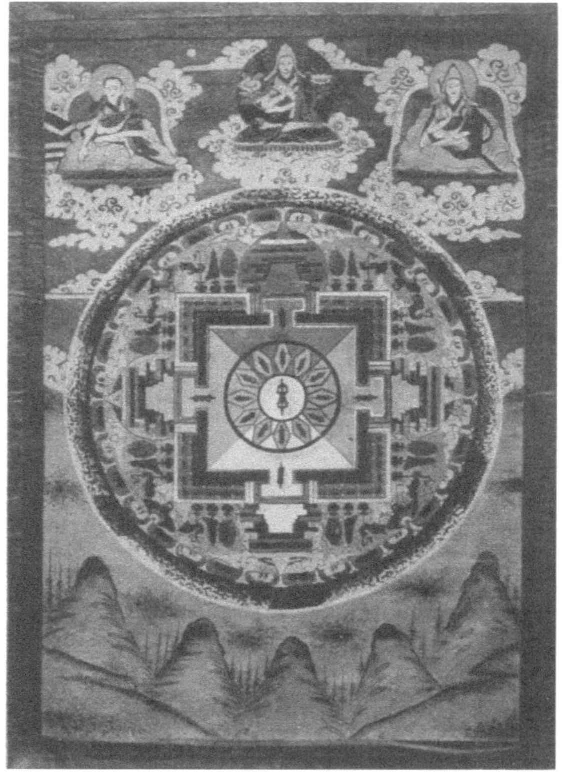

Fig. 13
Ein lamaistisches Vajry-Mandala zur Betrachtung zwecks Vorbereitung auf die Meditation.
(Aus R. Wilhelm u. C. G. Jung, Das Geheimnis der goldenen Blüte.)

Dem Buch ist ein lamaistisches Vajry-Mandala beigefügt. Jung bemerkt zu den Bildern der Patienten, daß sie spontan entstanden seien ohne die geringste östliche Beeinflussung. Er weist darauf hin, daß keine der ihm bekannten europäischen Mandalas, von denen er eine ziemlich große Sammlung besitze, »die konventionell und traditionell gefestigte Harmonie und Vollkommenheit des östlichen Mandala erreicht«.

Ich führe aus dem Buch — Jung hat einen umfangreichen Kommentar zu dem von Wilhelm übersetzten chinesischen Text geschrieben — folgende Stelle an:

»Die Mandalas sind nicht nur über den ganzen Osten verbreitet, sondern sind bei uns auch aus dem Mittelalter reichlich bezeugt. Christlich speziell sind sie aus dem frühern Mittelalter zu belegen, meist mit Christus in der Mitte mit den vier Evangelisten oder ihren Symbolen in den Kardinalpunkten. Diese Auffassung muß sehr alt sein, indem auch Horus mit seinen vier Söhnen ägyptisch so dargestellt wird.«

»Wenn meine Patienten solche Bilder entwerfen, so geschieht dies natürlich nicht aus Suggestion, denn solche Bilder wurden gemacht, lange bevor mir ihre Bedeutung oder ihr Zusammenhang mit den mir damals gänzlich fremden Praktiken des Ostens bekannt waren. Sie entstanden ganz spontan und zwar aus zweierlei Quellen. Die eine Quelle ist das Unbewußte, welches spontan solche Phantasien erzeugt; die andere Quelle ist das Leben, das, mit völligster Hingabe gelebt, Ahnungen vom Selbst, vom individuellen Wesen gibt. Letztere Wahrnehmung wird in der Zeichnung ausgedrückt, erstere zwingt zu einer Hingebung ans Leben. Denn ganz in Übereinstimmung mit der östlichen Auffassung ist das Mandalasymbol nicht nur Ausdruck, sondern hat auch Wirkung. Es wirkt auf seinen Urheber zurück. Es steckt uralte magische Wirkung darin, denn es stammt ursprünglich vom »hegenden Kreis«, vom »Bannkreis«, dessen Magie sich in unzähligen Volksgebräuchen erhalten hat.«

Ich füge das lamaistische Mandalasymbol bei (Fig. 13) und zwei Mandalazeichnungen, die von zwei Patientinnen Jungs gezeichnet worden sind. Figur 14 und 15 enthalten das Vogel-Schlangenmotiv, von dem wir bereits oben gesprochen haben.

Sehr interessant ist Figur 16, die von einem 5jährigen Knaben stammt und ebenfalls das Vogel-Schlangenmotiv enthält. Unter den zahlreichen Zeichnungen dieses Knaben finden sich noch andere Symbolzeichnungen. Man könnte annehmen, daß es sich bei diesem Kind, welches, soweit ich feststellen konnte, durch keinerlei äußere

Einflüsse zu diesen Darstellungen veranlaßt ist, sondern ganz spontan aus einem inneren Bedürfnis heraus zeichnet, um einen schöpferischen Prozeß des kollektiven überpersönlichen Unbewußten handelt.

Was ich bereits mehrmals betont habe und was bei der Erörterung der Beziehung zwischen Yoga und Psychotherapie zum Ausdruck kam, darauf weist auch die Verwandtschaft des Mandalas des Ostens zu den Mandalas der Patienten Jungs hin: Jenseits der individuellen Persönlichkeit gibt es eine gemeinsame überindividuelle Schicht, aus der, wie die Fauna und Flora bestimmter Erdschichten, Urbilder und Ursymbole entstammen. Wir können auch das individuelle Leben mit den Wellen des Meeres vergleichen, die in ihrer Größe und Form sehr verschieden sein können und doch von einer gemeinsamen ruhenden Tiefe getragen werden.

Der folgende Abschnitt wird sich eingehender mit den pathologischen Begleiterscheinungen des schöpferischen Prozesses beschäftigen. Es sind allerdings in den obigen Ausführungen schon wiederholt derartige Symptome des schöpferischen Prozesses dargestellt worden, ohne daß sie aber zum besonderen Gegenstand der Betrachtung wurden. Prinzipiell möchte ich betonen, daß ich den Fehler zu vermeiden bestrebt bin, dem Pathologischen, das stets nur ein winziger Ton ist in der großen Lebensmelodie, mehr Raum zu geben, als ihm in der Einordnung in den gesamten Lebensvorgang zusteht. Mag ein schöpferisches Genie noch so zahlreiche pathologische Züge haben, es ist nie und nimmer mit dem Geisteskranken auf eine Stufe zu stellen, denn der wirklich Geisteskranke ertrinkt gewissermaßen im Unbewußten, während das Genie mit seiner schöpferischen Tat aus den Tiefen des Unbewußten in das Licht des Bewußtseins emporsteigt. Ich bin genötigt, dieses zu unterstreichen, weil der Laie meistens den seelischen Ausnahmezuständen und besonders dem Geisteskranken zu wenig objektiv gegenübersteht und seinem Wesen aus Befangenheit nicht gerecht wird. Wie wir an Beispielen sehen werden, kann auch ein Geisteskranker — die geistige Umnachtung ist in ihrer Ausprägung wechselnd — in gewissen Phasen seiner Erkrankung schöpferisch tätig sein, ja, es kann sogar vorkommen, was m. E. bei van Gogh zutrifft, daß der seelische Entzündungsprozeß vorübergehend die schöpferische Dynamik steigert.

Kretschmer erörtert in seinem Buche: »Geniale Menschen« (Verlag Springer, Berlin 1929) die Beziehung der genialen Begabung zu dem psychopathologischen Element. Er sagt: »Zu der einfachen Begabung muß beim Genie noch das Daimonion hinzukommen,

Fig. 14

♀ In der Mitte die Goldblume, von ihr ausstrahlend Fische als Fruchtbarkeits-Symbole (entspr. den Donnerkeilen des lamaistischen Mandala).

(Aus R. Wilhelm und C. G. Jung, Das Geheimnis der goldenen Blüte.)

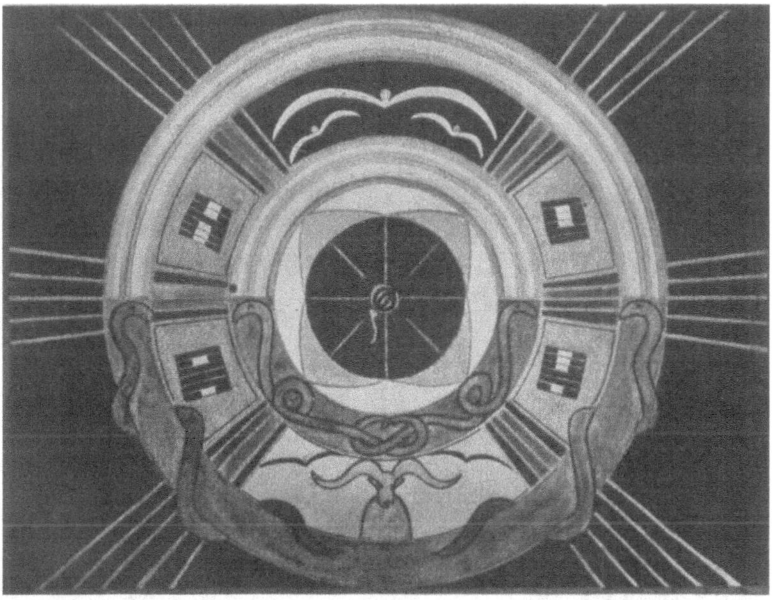

Fig. 15

♀ Trennung von Luft und Erdwelt (Vogel und Schlange).
In der Mitte Blume mit goldenem Stern.

(Aus R. Wilhelm und C. G. Jung, Das Geheimnis der goldenen Blüte.)

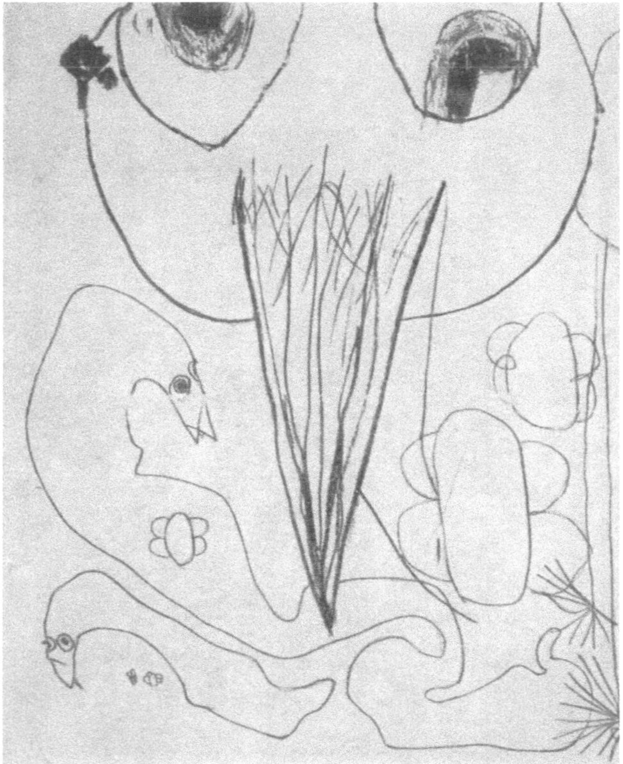

Fig. 16
Oben der Adler piekt die Schlange: Das oben ist der Schlangengroßpapa, weil er so groß ist. Unten das Kleinste ist das Schlangenkind.

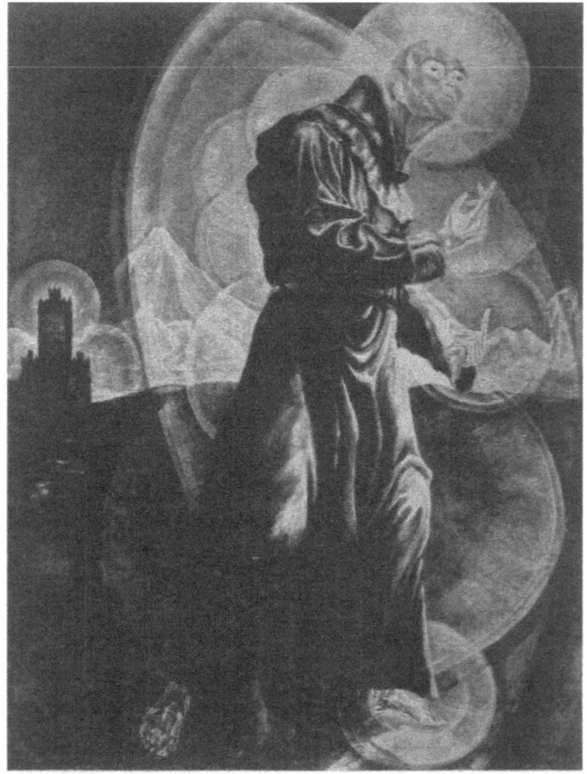

Fig. 17
»Der Heilige« von Fritz Dibbert. 1921.

und es scheint, daß gerade dieses Daimonion mit dem psychopathischen Element innerlich viel zu tun hat. Dieses Dämonische, was das scheinbar Unerklärliche, die geistige Sonderleistung, die ungewöhnlichen Ideen und die ungewöhnlichen Leidenschaften als das Wesen des Genies umschließt.« Kretschmer weist auf eine gewisse Auflockerung der Instinkte und Denkbahnen hin, die eben dann zur Bildung überraschender, neuer Gedankenverbindungen führt. »Diese Auflockerung der geistigen Struktur, diese Labilität und Überempfindlichkeit für Unterschiede und Beziehungen, diese oft bizarre Kontrastierung im Inneren der Persönlichkeit, die die große seelische Spannweite des Genies, die seine Leidenschaften und sein ruheloses inneres Getriebensein bedingen — diese dämonischen Wesenselemente des Genies sind identisch mit den psychopathischen Zügen im Aufbau der genialen Persönlichkeit; beides, das Psychopathologische und das Dämonische, läßt sich bei der biographischen Analyse häufig gar nicht trennen. Mindestens für bestimmte Gruppen von genialer Begabung ist diese innere Auflockerung der seelischen Struktur, diese leidenschaftliche innere Kontrastierung der Persönlichkeit die unerläßliche Voraussetzung: dieselbe innere Labilität und Unebenmäßigkeit, die eine erhöhte psychopathische Reaktionsfähigkeit naturnotwendig in sich bedingen muß und tatsächlich auch bedingt.«

Die Dämonie des schöpferischen Aktes hat auch Nietzsche in seinem »Ecce homo« besonders eindrucksvoll dargestellt. — Er sagt: »Hat jemand, Ende des neunzehnten Jahrhunderts, einen deutlichen Begriff davon, was Dichter starker Zeitalter Inspiration nannten? Im anderen Falle will ich's beschreiben. — Mit dem geringsten Rest von Aberglauben in sich würde man in der Tat die Vorstellung, bloß Inkarnation, bloß Mundstück, bloß Medium übermächtiger Gewalten zu sein, kaum abzuweisen wissen. Der Begriff Offenbarung in dem Sinne, daß plötzlich, mit unsäglicher Sicherheit und Feinheit, Etwas sichtbar, hörbar wird, Etwas, das Einen im Tiefsten erschüttert und umwirft, beschreibt einfach den Tatbestand. Man hört — man sucht nicht; man nimmt — man fragt nicht, wer da gibt; wie ein Blitz leuchtet ein Gedanke auf, mit Notwendigkeit, in der Form ohne Zögern — ich habe nie eine Wahl gehabt. Eine Entzückung, deren ungeheure Spannung sich mitunter in einen Tränenstrom auflöst, bei der der Schritt unwillkürlich bald stürmt, bald langsam wird, ein vollkommenes Außersichsein mit dem distinktesten Bewußtsein einer Unzahl feiner Schauder und Überrieselungen bis in die Fußzehen; eine Glückstiefe, in der das Schmerzlichste und Düsterste nicht als Gegensatz wirkt, sondern als bedingt, als herausgefordert, als eine notwendige Farbe innerhalb eines solchen Lichtüberflusses; ein Instinkt rhythmischer Verhältnisse, der weite Räume von Formen überspannt ... Alles geschieht im höchsten Grade unfreiwillig, aber wie in einem Sturme von Freiheitsgefühl, von Unbedingtsein, von Macht, von Göttlichkeit. Die Unfreiwilligkeit des Bildes, des Gleichnisses ist das Merkwürdigste; man hat keinen Begriff mehr, was Bild, was Gleichnis ist, alles bietet sich als der nächste, der richtigste, der einfachste Ausdruck an. — Dies ist meine Erfahrung von Inspiration.«

Im folgenden gebe ich weitere Beispiele, welche den schöpferischen Vorgang in seiner Beziehung zu seelischen Ausnahmezuständen erkennen lassen. So schreibt Jakob Böhme (1575—1624): »Ich sage vor Gott, daß ich selber nicht weiß, wie mir damit geschieht; ohne daß ich den treibenden Willen habe, weiß ich auch nichts, was ich schreiben soll. Denn so ich schreibe, diktiert es mir der Geist in großer, wunderlicher Erkenntnis, daß ich oft nicht weiß, ob ich nach meinem Geist in dieser Welt bin und mich des hoch erfreue, da mir dann die stete und gewisse Erkenntnis wird mitgegeben.«

Als Beispiel der Inspiration eines Philosophen mögen die Aufzeichnungen Philos von Alexandria, des jüdisch-alexandrinischen Philosophen aus der Zeit Christi, dienen: »Manchmal ging ich leeren Geistes an meine Arbeit und fühlte mich plötzlich reich: In unsichtbarer Weise strömten Gedanken auf mich herab; sie wurden mir von oben eingegeben. Durch den Einfluß der göttlichen Inspiration wurde ich dann so stark erregt, daß ich mich selbst und alles um mich her vergaß. Auch wußte ich nicht, wo ich war, was ich sagte oder schrieb. Ich fühlte mich dann so reich an Gedanken, mit so klarem Erkennen, durchdringender Einsicht und so großer Kraft für alles, was zu leisten war, daß die spekulative Erkenntnis meinem geistigen Auge so deutlich und sicher war, wie das deutlichste Gesichtsbild dem leiblichen Auge.«

Die Schriftstellerin Klara Eysell-Kilburger, die Gattin Viktor Blüthgens, wies darauf hin, wie entschieden ihr inspiriertes Schaffen in seinem vom psychischen Zwange beherrschten, dem bewußten Wollen entzogenen Ablauf von der bewußten willkürlichen Produktion abrückt, um sich bis zur Höhe unterbewußter Geistestätigkeit nach Art der spiritistischen Medien zu erheben [1]). Sie sagt u. a.:

[1]) Dieses Beispiel ist dem interessanten Buch von Karl Birnbaum entnommen: »Psychopathologische Dokumente«, Berlin 1920.

»Stets ist bei mir die Inspiration das wichtigste Moment gewesen, oft hat sie mich so beherrscht, daß sie mir Schlaf und Appetit nahm und mich am Schreibtisch festhielt, bis die Arbeit fertig war. Es hatte Jahre für mich gegeben, wo neben der in diesem Falle gerade ziemlich vernunftgemäßen Romanproduktion eine zweite dichterische, traumhafte Schaffensarbeit herlief. Hatte ich mich überwunden, tagsüber mein Pensum an irgendeinem Berliner Roman abzuarbeiten, so zwang es mich, abends neun Uhr wieder die Feder in die Hand zu nehmen und in einer mir fremden Handschrift Gedichte niederzuschreiben — der bekannte, dem »Unterbewußtsein« zugeschriebene Hergang des medianimen Schreibens. Ich enthalte mich noch jetzt jedes Urteils darüber, möchte aber ein paar Sätze anführen, aus der Vorrede des aus diesen Gedichten zusammengestellten Buches: »Klänge aus dem Jenseits«: »Ich bin selbst nicht sicher, habe ich das Buch geschrieben, ist es mir durch irgendein fremdes Etwas diktiert worden? Zuweilen hat meine Hand, ohne die Feder abzusetzen, zehn Gedichte hintereinander geschrieben; in nicht ganz 14 Tagen wurde das Buch vollendet, wobei noch beim Sichten reichlich ein Drittel wegfiel. Hin und wieder schien mir eine kleine Ausfeilung notwendig, im ganzen ist der Charakter der ursprünglichen Niederschrift gewahrt worden. Es gab Momente, wo ich mich ganz unter dem Bann einer fremden Individualität fühlte[1]), dann wieder wußte ich genau, wie sehr ich an der Ausführung beteiligt war. Meine Gedanken wurden mir, sozusagen, unter den Fingern weggenommen und geformt. Oftmals auch war ich es, die noch helfend dem Fremden, was in diesem Falle die Idee gab, gegenüberstand.«

Bei Otto Ludwig war der schöpferische Prozeß mit visionären Farben- und Formenphänomenen verknüpft: »Nun ist mir das Rätsel meines früheren Schaffens psychologisch gelöst. Erst bloße Stimmung, zu der sich eine Farbe gesellte, entweder ein tiefes, mildes Goldgelb oder ein glühendes Karmoisin. In dieser Beleuchtung wurde allmählich eine Gestalt sichtbar, wenn ich nicht sagen

---

[1]) Hier könnte man an die von Schizophrenen, besonders im Beginn der Psychose, geäußerten Anschuldigungen denken, die sich meistens gegen Personen ihrer Umgebung richten, daß sie von ihnen hypnotisiert seien. Doch während die Schriftstellerin dem Zwangserleben objektiv urteilend gegenübersteht, ihre Persönlichkeit nur während des schöpferischen Vorganges vom Unbewußten überspült wird, um dann wieder ins Licht des Bewußtseins emporzusteigen, versinkt das Subjekt des Geisteskranken völlig im Unbewußten; er hat den Ariadnefaden verloren.

soll, eine Stellung, d. h. die Fabel erfand sich und ihre Erfindung war nichts anderes, als das Entstehen und Fertigwerden der Gestalt und Stellung.... Jenes Farben- und Formenspektrum, welches mich, solange es in klarster Sinnlichkeit dastand, in jedem Augenblick, und in den heterogensten Umgebungen und Beschäftigungen wie ein Mahner umschwebte und mein ganzes Wesen in Aufregung setzte, in einen Zustand ähnlich dem einer Schwangeren, der Geburt nahe und in der Geburtsarbeit, ein liebend Festhalten und doch Hinausdrängen des, was vom eigenen Wesen sich losgelöst hat, Ding für sich geworden ist. — Der Erbförster, der Juda und die Lea, auch selbst die Heiterethei schwebten mir in solchen Anschauungen vor, das glühende Gefühl für Recht im Momente, wo es ein Unrecht tut; darin liegt alles Vorher und Nachher. Beim Anhören einer Beethovenschen Sinfonie stand dieses Bild plötzlich vor mir, in glühend karmoisinem Lichte, wie in bengalischer Beleuchtung, eine Gestalt, die mit ihrer Gebärde im Widerspruch, ohne daß ich noch wußte, wer die Gestalt, noch was ihr Tun sei. Das wurde mir erst allmählich klar, wie die Fabel entstand, wobei mein Wille und alle bewußte Tätigkeit sich ruhig und passiv verhielten.«

Friedrich Hebbels Tagebuchnotiz vom August 1839 bringt geradezu die Selbstbeobachtung einer dramatischen Produktion in Fiebernächten: »Häßliche Krankheitsperiode — gastrisches Fieber mit greulichem Kopfweh — acht Tage Schwitzen in ungemachtem Bett; unglaubliche Träume. Nicht zu vergessen, daß ich nachts ganze Szenen des Dithmarsischen Trauerspiels ausarbeitete.«

Richard Wagner geriet nach einer Dysenterie in einen körperlich-seelischen Erschöpfungszustand. In einer schlaflosen Nacht versank er nach seiner eigenen Schilderung in eine Art von somnambulem Zustand, in welchem er plötzlich die Empfindung hatte, als ob er in ein stark fließendes Wasser versinke. »Das Rauschen desselben stellte sich mir bald im musikalischen Klange des Es-Dur-Akkordes dar, welcher unaufhaltsam in figurierter Brechung dahinwogte; diese Brechungen zeigten sich als melodische Figurationen von zunehmender Bewegung, nie aber veränderte sich der reine Dreiklang von Es-Dur, welcher durch seine Andauer dem Elemente, darin ich versank, eine unendliche Bedeutung geben zu wollen schien. Mit der Empfindung als ob die Wogen jetzt hoch über mich dahinbrausten, erwachte ich in jähem Schreck aus meinem Halbschlaf. Sogleich erkannte ich, daß das Orchestervorspiel zum »Rheingold«, wie ich es in mir herumtrug, doch aber nicht genau hatte finden können, mir aufgegangen war; und schnell begriff ich auch, welche Bewandtnis es durchaus mit mir habe: Nicht von außen, sondern nur von innen sollte der Lebensstrom mir zufließen.«

Besonders kraß ist der Zusammenhang der musikalischen Produktion mit einem krankhaften seelischen Zustand bei Robert Schumann. Wir wissen davon aus Clara Schumanns Tagebuchaufzeichnungen: »Freitag den 10. in der Nacht auf Sonnabend den 11. bekam Robert eine so heftige Gehörsaffektion die ganze Nacht hindurch, daß er kein Auge schloß. Er hörte immer ein und denselben Ton und dazu zuweilen noch ein anderes Intervall. Den Tag über legte es sich. Die Nacht auf Sonntag den 12. war wieder ebenso schlimm und der Tag auch. Mein armer Robert leidet schrecklich! Alles Geräusch klingt ihm wie Musik! Er sagt, es sei Musik, so herrlich, mit so wundervoll klingenden Instrumenten, wie man auf der Erde nie hörte! — Die nächstfolgenden Nächte waren sehr schlimm. — Die Gehörsaffektionen hatten sich so gesteigert, daß er ganze Stücke wie von einem vollen Orchester hörte, von Anfang bis zum Ende, und auf dem letzten Akkord blieb der Klang, bis Robert die Gedanken auf ein anderes Stück lenkte. — Freitag den 17. nachts, als wir nicht lange zu Bett waren, stand Robert wieder auf und schrieb ein Thema auf, welches, wie er sagte, ihm die Engel vorsangen. Nachdem es beendet, legte er sich nieder und phantasierte nun die ganze Nacht immer mit offenen, zum Himmel aufgeschlagenen Blicken; er war des festen Glaubens, Engel umschwebten ihn und machten ihm die herrlichsten Offenbarungen, alles das in wundervoller Musik. — Der Morgen kam und mit ihm eine furchtbare Änderung. Die Engelstimmen verwandelten sich in Dämonenstimmen mit gräßlicher Musik.«

Der in der Zeitschrift Corona (2. Jahrg. 6. Heft) erschienene Aufsatz »Rainer Maria Rilke, Erinnerungen der Fürstin Marie von Thurn und Taxis-Hohenlohe« läßt erkennen, daß der Entstehung von Rilkes »Duineser Elegien« ein Depressionszustand voraufgegangen ist und daß dann ihre Geburt von einem halluzinatorischen Erlebnis begleitet war. Es heißt hier:

»So begann Rilke im Dezember seinen langen einsamen Winter. Aber er fuhr fort, sich mutlos zu fühlen, und beklagte sich über die ausbleibende Inspiration. Die kleinen reizenden Gedichte, die von Zeit zu Zeit unter seiner Feder entstanden, gaben ihm keinerlei

Befriedigung, er nahm sie nicht ernst. Würde er jemals wieder schreiben können?

Der Gott hatte ihn verlassen...

Aber Mitte Jänner entstand die Erste Elegie!

Am 23. Jänner erhielt ich ein kleines Paket, und vor mir lag jener türkisblaue Band, den wir in Weimar gekauft hatten. »Dolce color d'oriental zaffiro.« Ein kurzer Brief begleitete die Erste Elegie. Wer hätte meine Freude, meinen Jubel beschreiben können!

Rilke erzählte mir später, wie diese Elegie entstanden war. Er ahnte nichts von dem, was sich in ihm vorbereitete. Wohl machte er in einem Brief eine Anspielung: Die Nachtigall nähere sich... Hatte er da vielleicht das Kommende gefühlt? Aber es schien von neuem zu schweigen. Eine große Traurigkeit überfiel ihn, er begann zu glauben, daß auch dieser Winter ohne Ergebnis bleiben würde.

Da erhielt er eines Tages in der Frühe einen lästigen geschäftlichen Brief. Er wollte ihn rasch erledigen und mußte sich mit Ziffern und anderen trockenen Dingen abgeben. Draußen blies eine heftige Bora, aber die Sonne schien, das Meer leuchtete blau, wie mit Silber übersponnen. Rilke stieg zu den Bastionen hinunter, die, vom Meer aus nach Osten und Westen gelegen, durch einen schmalen Weg am Fuße des Schlosses verbunden waren. Die Felsen fallen dort steil, wohl an 200 Fuß tief, ins Meer herab. Rilke ging ganz in Gedanken versunken auf und ab, da die Antwort auf den Brief ihn sehr beschäftigte. Da, auf einmal, mitten in seinem Grübeln, blieb er stehen, plötzlich, denn es war ihm, als ob im Brausen des Sturmes eine Stimme ihm zugerufen hätte:

»Wer, wenn ich schriee, hörte mich denn aus der Engel
Ordnungen?«..

Lauschend blieb er stehen. »Was ist das?« flüsterte er halblaut. »Was ist es, was kommt?«

Er nahm sein Notizbuch, das er stets mit sich führte, und schrieb diese Worte nieder und gleich dazu noch einige Verse, die sich ohne sein Dazutun formten.

Wer kam?.. Er wußte es jetzt: der Gott...

Sehr ruhig stieg er wieder in sein Zimmer hinauf, legte sein Notizbuch beiseite und erledigte seinen Geschäftsbrief.

Am Abend aber war die ganze Elegie niedergeschrieben. Kurz darauf sollte die zweite, die Engel-Elegie, folgen.

Wie Rilke mir erzählte, entstanden merkwürdigerweise alle Versanfänge der anderen Elegien in diesem Duineser Winter. Ich denke besonders an den unbeschreiblich schönen der letzten. Das erzählte er mir in Muzot — auch daß er sofort gewußt hätte, daß unter all den anderen Versanfängen gerade dies den Beginn der letzten Elegie bilde. — Einige Bruchstücke folgten noch, dann aber verstummte der Gott...«

Wir sehen hier wiederholt das geistige Schaffen aus seelischen Ausnahmezuständen, die bei Schumann den Grad einer Psychose erreichen, herauswachsen. Nach solchen Erfahrungen ist es nicht zu verwundern, wenn gelegentlich zur Anregung der schöpferischen Gedankenbewegung, zur Steigerung der künstlerischen Produktion mehr oder weniger bewußt Einflüsse gesucht und herangezogen werden, die solche abnormen produktiv wirksamen seelischen Zustände begünstigen. Unter ihnen steht an erster Stelle der Alkohol, jenes Reizmittel, das durch die gehobene Erregung, durch den erhöhten Gedankenzufluß und erleichterten Ablauf der Vorstellungen am ehesten fähig erscheint, einen fruchtbaren, wenn auch künstlichen Schaffensrausch zu gewähren.

So hat Schiller nach einer Bemerkung Goethes zu Eckermann durch Alkohol seine schöpferischen Kräfte zu steigern versucht. Goethe bezeichnet die Stellen in Schillers Werken, welche er in dieser Verfassung geschrieben hat, als pathologische. Goethe selbst schrieb dem Weine »produktiv machende Kräfte sehr bedeutender Art« zu.

Aus den Tagebüchern E. Th. A. Hoffmanns geht hervor, daß er dem Alkohol geistige Anregungen verdankte. Er schrieb wiederholt von exaltierten Stimmungen. Sein Freund J. E. Hitzig schildert seine seelische Verfassung im Rauschzustand: »Er trank, um sich zu montieren; dazu gehörte anfangs, wie er noch kräftiger war, weniger; später natürlich mehr — aber war er einmal montiert, wie er es nannte, in exotischer Stimmung, die, oft bei einer halben Flasche Wein, auch nur ein gemütlicher Zuhörer hervorrufen konnte, so gab es nichts Interessanteres als das Feuerwerk von Witz und Glut der Phantasie, das er dann unaufhaltsam, oft fünf, sechs Stunden hintereinander, vor der entzückten Umgebung aufsteigen ließ. War aber auch seine Stimmung nicht exaltiert, so war er im Weinhause nie müßig, wie man so viele sitzen sieht, die nichts tun als nippen und gähnen; er schaute vielmehr mit seinen Falkenaugen überall umher; was er an Lächerlichkeiten, Auffallenheiten, selbst an rührenden Eigenheiten bei den Weingästen bemerkte, wurde ihm zur Studie für seine Werke, oder er warf es mit fertiger Feder auf das Papier«[1]). Doch weist Hitzig auch auf die schädlichen Folgen der Trunksucht Hoffmanns hin, und es gilt von Hoffmann dasselbe wie von Poe, daß der Alkohol ihren dichterischen Schöpfungen zu inhaltreichen Sonderwerten verholfen haben mag; daß aber ihre geniale Begabung nicht durch Alkoholgenuß bedingt wurde, sondern ein Wesenselement ihrer höchstorganisierten Psyche war.

Die chinesische Kunst ist, wie Otto Fischer in seinem Buch »Chinesische Landschaftsmalerei« (Kurt Wolff Verlag, München 1921) ausführt, »etwas durchaus Arationales, ja Antirationales, im Bewußtsein des Schaffenden so gut wie in der Auffassung des Genießers. Das Schaffen selbst wird zur Trance, und es geschieht in einem fast unbewußten Zustande, der durch die vollkommenste Versenkung und Hingabe an den allgemeinen Strom des Seins, durch das Verlieren des bewußten Selbst und Einswerden mit der unendlichen Natur erreicht wird; es ist dies das, was der Chinese die Eingebung nennt. Es wird kaum zu bezweifeln sein, daß in China, wo seit uralten Zeiten die Berg- und Tao-Menschen die Künste der Entäußerung und Versenkung übten, und wo die neuen buddhistischen Lehren die Askese der indischen Yoghis in tausend Klöster und unter die Laien gebracht hatten, auch die Maler auf verschiedenen Wegen den Zustand der Ekstase gesucht und in ihm ihre Werke geschaffen haben. Sie suchten vor allem ein tiefträumendes Einssein mit der Natur, wie es in jenem Worte des Chuang-tse zum Ausdruck kommt, der aus seinem Schlaf erwachend nicht weiß, ist er der Mensch, der träumte, er sei der spielende Falter, oder ist er der Falter, der nun im Traume befangen wähnt, er sei ein Mensch.«

Um diesen seelischen Ausnahmezustand, diese Verschmelzung von Subjekt und Objekt zu erreichen, benutzte der chinesische Künstler auch Rauschgifte. So heißt es u. a. von dem Landschafter Kuo Shêng, daß er trank, bis er halb berauscht war und dann die Umrisse zu ziehen und Farbe anzulegen begann. Li Tai-po, Chinas unsterblicher Dichter, besingt den Rausch, in welchem ihm erst so recht die Verse entströmen. Ähnlich wird von anderen Malern und Dichtern berichtet, daß sie erst in der Trunkenheit zu schaffen fähig waren.

Alfred Kubin hat 1922 in der Zeitschrift »Das Kunstblatt« einen Aufsatz über »Die Kunst der Irren« geschrieben. Er hat damals die Ausstellung von künstlerischen Arbeiten Geisteskranker in der

---

[1]) Auch die letzten Beispiele sind dem Buch von Birnbaum entnommen.

psychiatrischen Klinik in Heidelberg besucht. Dem Buch von Prinzhorn »Bildnerei der Geisteskranken« (Berlin 1923) liegt dasselbe Material zugrunde. Ich entnehme dem Aufsatz von Kubin folgende Stelle: »Die Arbeiten ... berührten mich gewaltig stark durch ihre geheime Gesetzmäßigkeit, wir standen vor Wundern des Künstlergeistes, die aus Tiefen jenseits alles Gedanklich-Überlegten heraufdämmern und im Schaffen und Anschauen beglücken müssen. Hierin liegt der Wert, der ins Allgemeine weist; darum war es auch ein Gefühl erhebendster Freude, mit dem ich diese Eindrücke aufnahm.« Kubin weist darauf hin, daß die geisteskranken Künstler, abgesehen von einem, welcher Berufskünstler war, sämtlich Autodidakten waren. Bemerkenswert ist es, daß ihn die Gemälde eines Geisteskranken, welche das Innere von Wohnungen und Zusammenstöße von Weltkörpern darstellten, zum Teil an Paul Klee erinnern. Sein stärkster Eindruck waren die in Ölfarbe und Fettkreiden gehaltenen Bilder eines schizophrenen Schlossers, welche phantastische visionäre Dinge darstellten, so einen »Würgengel«. »Ganz fabelhaft wird es uns zu Mute, sobald diese Gemälde an den besten Leistungen großer Künstler gemessen werden können.« Diese Bilder enthält auch das Buch von Prinzhorn, und sie sind zweifellos die eindrucksvollsten und psychologisch interessantesten des ganzen Buches. Kubin geht auch auf die Schnitzereien eines Geisteskranken ein, welche eine Beziehung zu der Kunst von Primitiven erkennen lassen.

Kubin selbst ist einer der psychologisch interessantesten Künstler. Er hat zweifellos mehrmals Durchbrüche des Unbewußten erfahren, und seine Schöpfungen stammen daher zum Teil aus einer Tiefe, welcher man von rationaler und ästhetischer Warte aus nicht gerecht werden kann. Es würde hier zu weit führen, die Werke Kubins tiefenpsychologisch zu erforschen. Es könnte das nur in einer besonderen Monographie geschehen. Kubin hat an Hand meines Fragebogens über die Wesensart seines Schaffens berichtet. Dieser Bericht folgt in der Sammlung der Antworten auf meinen Fragebogen.

Die Bilder Klees — darin ist Kubin durchaus beizustimmen — erinnern zum Teil an die Bilder von Geisteskranken. Klee neigte dazu, sich von der Realität abzuwenden — galt er doch als der eigentliche Schöpfer des Surrealismus —, und so ist es verständlich, daß einige seiner Darstellungen eine gewisse Beziehung zu denjenigen von Geisteskranken erkennen lassen. Bemerkenswert in dieser Hinsicht ist folgende Stelle aus seinem Tagebuch: »... Diesseits bin ich gar nicht faßbar. Denn ich wohne gerade so gut bei den Toten wie bei den Ungeborenen. Etwas näher dem Herzen der Schöpfung als üblich. Und noch lange nicht nahe genug. Geht Wärme von mir aus? Kühl? Das ist jenseits aller Glut gar nicht zu erörtern. Am fernsten bin ich am frömmsten. Diesseits manchmal etwas schadenfroh. Das sind Nuancen für die eine Sache. Die Pfaffen sind nur nicht fromm genug, um es zu sehen. Und die nehmen ein klein wenig Ärgernis, die Schriftgelehrten.«

Es ist bereits gesagt worden, daß bei van Gogh der schöpferische Prozeß durch seine psychotische Erkrankung dynamisch gesteigert worden ist. Man vergleiche z. B. Bilder »Winter«, »Der Hirte« aus dem Jahre 1884 mit »Zypresse mit Mond und kreisenden Sternen« aus dem Jahre 1890, aus der Zeit seiner Erkrankung.

Wilhelm Hausenstein äußert sich zu der Geisteskrankheit von van Gogh in seinem Buch: »Die bildende Kunst der Gegenwart« (Deutsche Verlagsanstalt Stuttgart und Berlin 1920) folgendermaßen: »... Als van Gogh zum erstenmal den Wahnsinn fühlte, suchte er mit sachlicher Freiwilligkeit das Irrenhaus in Arles auf. Dort hat er wundervolle Sachen gemalt. Meier-Graefe sagt polemisch mit Recht, der Wahnsinn habe für die Kunst van Goghs nicht mehr bedeutet als für Delacroix die Tatsache, daß er magenleidend war, und für Géricault das Unglück, daß er ein Bein brach. Und mehr: der Wahnsinn verdoppelt die Wucht unbefangener Anschauung. Als van Gogh das Ende näher fühlte, ging er zu dem freundlichen Malerdoktor Gachet in Auvers bei Paris, der so manchem Maler über die Stunde des Todes hinweggeholfen hat. In einem ganz hellen Moment — es war Hochsommer 1890 — schoß sich van Gogh eine Kugel in den hoffnungslosen Leib. Er endete in sokratischen Gesprächen mit Gachet über die Dinge des Lebens und des Todes.«

Charakteristisch für den schöpferischen Prozeß bei van Gogh ist u. a. folgende Stelle aus einem Brief an seinen Bruder: »Ich habe Augenblicke, wo die Begeisterung bis zum Wahnsinn oder der Prophetie gestiegen ist, in denen bin ich wie ein griechisches Orakel auf seinem Dreifuß.«

*

Zum Schluß dieser Abhandlung bringe ich Antworten von Dichtern, Musikern, bildenden Künstlern und Gelehrten auf einen Fragebogen, welchen ich an sie gesandt habe.

Zunächst der Fragebogen selbst[1]):

1. In welchem Ausmaße führen Sie den schöpferischen Prozeß auf das Unbewußte resp. auf das Bewußtsein zurück?

2. Haben Sie bei Beginn einer neuen Schaffensperiode Ausnahmezustände irgendwelcher Art erlebt, in welchen das Unbewußte vorübergehend die Führung übernommen hat? (Visionen, ekstatische Zustände usw.)

3. Benutzen Sie gelegentlich zur Anregung irgendwelche Rauschmittel? (Alkohol, Morphium, Haschisch usw.)

4. Spielen Träume beim schöpferischen Prozeß eine Rolle? (Heyse hat z. B. die Novelle »Die Frau Marchesa« nach einem Traumerlebnis geschrieben.)

5. Sind Ihnen auch vom schöpferischen Prozeß unabhängige Ausnahmeerlebnisse irgendwelcher Art bekannt? (Das Erlebnis des Bedeutsamen, Ahnungen, sog. telepathische Erlebnisse etc.)

6. Sehr erwünscht wäre mir die detaillierte Darstellung eines schöpferischen Prozesses.

---

[1]) Mit Rücksicht auf den beschränkten Raum ist es mir leider nicht möglich, alle Antworten zu veröffentlichen. Allen, die auf den Fragebogen geantwortet haben, spreche ich meinen herzlichsten Dank aus.

*

Ich gebe zunächst die Antworten von einigen Dichtern wieder:

Dr. Hans Fr. Blunck, Hamburg 37, Parkallee 35, geb. 3. Sept. 1888 zu Altona.

Hauptwerke: Dreiband aus der deutschen Geschichte: »Hein Hoyer«, »Berend Fock«, »Stelling Rotkinnsohn«. — Märchen von der Niederelbe: »Von Klabautern und Rullerpuckern«, »Von klugen Frauen und Füchsen«, »Von Riesenkerlen und Wiedewitten«. — Vorgeschichtliche Trilogie: »Streit mit den Göttern«, »Kampf der Gestirne«, »Die Gewalt über das Feuer«. — Balladen, Lyrik. — »Sprung über die Schwelle. Spukgeschichten.«

»Sie schneiden da eine Reihe von sehr schwierigen Fragen an, auf die hin man eigentlich ein Buch schreiben könnte; leider ist meine Zeit durch eine dringende Arbeit sehr beschränkt, ich will Ihnen aber dennoch einiges antworten.

Zu 1: Ich glaube, daß das Bewußtsein und das Unbewußte so stark ineinander verflochten sind, daß es schwer ist, dem einen oder andern das Übergewicht zuzusprechen. Beide zusammen schaffen das Werk.

Zu 2: Ich habe viele Jahre vor den eigentlichen Schaffenszeiten an Zuständen der Schwermut gelitten, die sich hoben, sobald mit der Arbeit begonnen wurde. Ich erinnere mich besonders der »Gewalt über das Feuer«, einer rein visionären Arbeit, die so stark vom Unbewußten beeinflußt wurde, daß ich meßbares Fieber bekam, als ich mich gegen die Niederschrift wehrte — ich hatte damals zwei Arbeiten aus der Vorgeschichte geschrieben und hatte mir fest vorgenommen, ein modernes Thema in Angriff zu nehmen. Im Augenblick, wo ich die Niederschrift der »Gewalt über das Feuer« begann, waren Depressionen und Fieber vorüber.

Auch die Welt der Legenden und Märchen ist zumeist in einer Art visionären Zustands niedergeschrieben oder entworfen, aber danach sofort geordnet und durchgearbeitet worden. Hierbei ist bemerkenswert, daß jener erste Entwurf oft für Dritte kaum verständlich ist und wilde Gedankensprünge enthält. Fleiß und sehr bewußte Verstandesarbeit sind nötig, um ihn auszuformen. Mein Fehler war, daß ich in früheren Jahren die Arbeiten nicht sorgsam genug gefeilt herausgegeben habe — die Zeit des Expressionismus war dem natürlich besonders günstig. Ich versuche jetzt bei Neuausgabe der alten Arbeiten jene Feilung nachzuholen.

Jene Zeit des visionären Schaffens reicht übrigens rund von 1920—28. Seit dieser Zeit habe ich keine Vorwürfe phantastischer Art mehr in Angriff genommen. Erst in allerjüngster Zeit macht sich bei der Vorstellung der Bearbeitung von Märchen-Notizen wieder jene erregende Vorfreude geltend, die ich in jenen Jahren bei der ersten Niederschrift empfand.

Ich beantworte noch eine nicht ausdrücklich gestellte Frage, die aber oft aufgeworfen wird: Einige Gedichte, und zwar oft solche, die aus Wachträumen entstanden, stehen vom ersten Augenblick an fertig da (im Gegensatz zu den meisten Märchen, es gibt allerdings auch darunter manche, die heute noch in ihrer ursprünglichen Form vorgetragen werden und an denen fast nichts verändert wurde). Andere Gedichte verlangen unablässige Feilung und werden nie ganz fertig. Es ist aber nicht möglich zu sagen, daß die einen oder anderen besser oder schlechter gelungen sind.

Zu 3: Nein.

Zu 4: Siehe oben.

Zu 5: Es gibt Arbeiten, die man nachträglich selbst erlebt, aber da würde die Wiedergabe einzelner Fälle zu sehr in einen persönlichen Bericht übergehen — auch mag der Wunsch nach der Bewegtheit des Dargestellten bei der Lebensführung leiten.

Zu 6: Über diese Frage schriebe ich lieber gleich das oben erwähnte Buch.«

Hermann Claudius, Schriftsteller, Hamburg-Fuhlsbüttel, Primelweg 5, geb. 24. Oktober 1878 zu Langenfelde-Altona a. Elbe.

Lyrik: »Mank Muern« (Großstadtleeder), »Lieder der Unruh«, »Heimkehr«, »Der ewige Tor«, »Meine geliebten Claudius-Gedichte« (Auswahl von Hans Grimm), »Vörsmack« (Plattdeutsche Auswahl).

Episches: »Das Silberschiff«, »Meister Bertram van Mynden«, »Jonny« (in Vorbereitung) »Stummel« (plattd.)

»Ich habe von mir selber aus bereits ein- oder zweimal etwas über das erfragte Thema zu schreiben versucht. Aber es blieb immer am Wortkram, am zufälligen Gegenstand, an der Formung des Gedichtes hängen. Und das ist doch im Grunde erst eine zweite und nachträgliche Sache.

Sie wollen doch die Ursache wissen, aus der Stoff und Form miteinander emporsteigen, nicht wahr? Und Ursache ist schon wieder ein verqueres Wort und trifft daneben. Fast möchte ich »Stille« dafür setzen. Denn eine tiefe Stille ist es, aus der das Schöpferische steigt. Aber es ist wiederum keine äußere Stille oder Ruhe. Im tollsten Lärm eines Jahrmarktes oder in einer vollbesetzten

Hochbahn oder einer schwatzenden Gesellschaft ist auf einmal in mir diese schöpferische Stille da — gleichsam ein inneres Aufhorchen.

Aber auch dieses bleibt am Worte hängen. Denn es ist ebenso oft ein Gesicht, das mich bedrängt — wie das erste Gedicht des Versbuches »Heimkehr« von 1925 mit den Zeilen anhebt:

»Was drängst du mich, du Fülle der Gesichte —
mein Kahn ist schmal und fern das Land —«.

Darf ich noch Eines hinzufügen. Es betrifft das Gefühl hohen Glückes, das oft den Zustand des schöpferischen Momentes begleitet. Der Rhythmus des Verses, der Klang der Worte trägt den Dichter — wie den Bergwanderer der Blick in die blaue Weite, der Blick in die talferne Tiefe trägt — wie — ja: wie der Ausguck aus einem offenen Flugzeug bei der Kurve über die gesenkte Flügeldecke hinweg den Flieger trägt und köstlich erquickt. — Es ist nicht immer so — ich will das schmerzhafte Ringen um Wort und Rhythmus hier ganz gewiß nicht vergessen. Schmerz? Es bleibt ja wieder und wiederum auch hier ein Rest nach — nicht zu sagen. Denn Schmerz und Glück schließen einander nicht aus.

Und plötzlich sah ich im Geiste das Bild Michel Angelos aus der Sixtinischen Kapelle, wie Gott dem Adam die Seele schenkt. Die große wundersame Geste der ausgestreckten Rechten, der Adams Rechte traumhaft entgegenkommt, ist ein tiefes und ewiges Symbol künstlerischer Empfängnis.

Mithin ist alle echte Kunst Begnadigung, Zeugnis der Gottesnähe. In meiner Heimkehr heißt es irgendwo »— als müßte ich Gott sehr nahe sein, schritt — breit — nah.«

Oder — wie mein lieber Freund und Kamerad Hans Grimm es einmal sagte: daß ihm der Herrgott begegnet sei.«

Walter Gättke, Schriftsteller, Rahlstedt b. Hamburg, Haus Wiesenborn, geb. 4. Mai 1896 in Hamburg.

Dramen, Lyrik, Balladen, Novellen, Hörfolgen, Lieder zur Laute. Bisher veröffentlicht: »Zehn Landsknechtsweisen«, »Rokoko-, Schäfer- und Spielmannsweisen«, »An der großen Straße«, »Von fröhlichen Fahrten«, »Die Abendweise«, »Hermann Boßdorf-Lieder«, »Das Dreinarrenspiel« (alles im Dreibrücken-Verlag, Hamburg), »Zeiten im Dämmer« (gesammelte Balladen) (im Quickborn-Verlag, Hamburg).

»Wenn man mich fragt, ob ich dem künstlerischen Schaffensprozeß eine bewußte oder unbewußte Notwendigkeit zugrunde lege, müßte ich mich überall dort, wo es sich um wertfördernde Kunstwerke handelt, für das Unbewußte entscheiden. Aus eigener Erfahrung will ich diese mir gewordene Erkenntnis an einem kleinen Beispiel belegen:

Im Jahre 1917 lag ich gasvergiftet mit hohem Fieber in einem Genter Kriegslazarett. Ich hatte damals noch nichts von Belang geschrieben oder vertont. Plötzlich hatte ich in meinen Fiebervorstellungen mitten in der Nacht das Bedürfnis aufzustehen, um etwas zu schreiben. Da der Saal verdunkelt war, entzündete ich ein Talglicht und begann am Nachttisch des Bettes mit der Niederschrift meines ersten Liedes zur Laute »Noch vor Sonnenerwachen«, das ich ohne Unterbrechung im Zeitraume von etwa einer Viertelstunde niedergeschrieben haben mag. Als ich wieder zu Bett ging, hörte ich zu den aufgeschriebenen Worten im Geiste unentwegt den Rhythmus einer Melodie, zu deren Festlegung in Notenwerten mir aber jede Möglichkeit fehlte, weil ich damals keine Noten kannte. Am nächsten Morgen hatte ich die Weise jedoch so fest im Gehör, daß sie mich nicht mehr verließ, obwohl sie dann erst etwa ein Jahr später zu Papier gebracht wurde.

Meine später komponierten Lieder sind allerdings nicht mehr in dieser kraß unbewußten Weise entstanden. Beachtenswert bleibt aber auch hier, daß der Schaffensvorgang stets ganz plötzlich einsetzte, d. h. ohne vorher geplant zu sein. Oft ist es jetzt auch die Melodie, die v o r dem Text im Ohr schwingt. Gleich darauf ergibt sich auch der Wortlaut zur Lieddichtung, der mich Stunden oder Augenblicke vorher in keiner Weise beschäftigt hat.

Einen verwandten Vorgang kann ich bei dem weitaus größten Teil meiner Dichtungen (Balladen) beobachten. Waren hier und da natürlich auch gewisse Stoffe vorhanden, die mich nach voraufgegangenen Studien verstandesgemäß beschäftigten, so spielte sich der Vorgang der eigentlichen Formgebung meistens selbst für mich unerwartet ab. Auch fand der Inhalt seine Ausführung im einzelnen wie im ganzen immer erst ganz intuitiv w ä h r e n d des Schreibens, d. h. unbewußt, Gestalt.

Noch ein Beispiel für die These des Unbewußten. Eines Tages sah ich irgendwo auf der Straße ein vorbeischreitendes, auffallend häßliches älteres Mädchen, deren Herkunft deutlich in die ärmsten proletarischen Kreise verwies. Noch am selben Tage stand vor mir im Geist wie mit einem Schlage herbeigezaubert der Stoff zu meinem sozialen Drama »Die häßliche Margret«, mit dessen Niederschrift ich in sehr rascher Folge fertig wurde.

Ich könnte die Beispiele von der schöpferischen Kraft des Unbewußten reichhaltig aus dem eigenen Erleben vermehren.

Wenn ich zusammenfasse, formuliere ich die künstlerische Potenz nicht als Fähigkeit, sondern als Symbol der Gnade. An ein wirkliches Kunstwerk aus der Welt des Bewußten kann ich persönlich nicht glauben. Dem Bewußten weise ich vielmehr die Aufgabe zu, während des Schaffensvorganges zu sichten, was aus der Überfülle des Unbewußten oftmals scheinbar planlos ins Gesichtsfeld des Künstlers tritt, der sich als das Gefäß der Gnade anzusehen hat.«

Dr. phil. h. c. Hans Grimm, Schriftsteller, Lippoldsberg a. d. Weser, Klosterhaus, geb. 22. März 1875 zu Wiesbaden.

Hauptwerke: »Volk ohne Raum«, »Der Ölsucher von Duala«, »Südafrikanische Novellen«, »Der Gang durch den Sand«, »Die Olewagen-Saga«, »Das deutsche Südwesterbuch«, »Die Geschichte vom alten Blut und der ungeheuren Verlassenheit«, »Der Richter in der Karu«.

»Ich will antworten, so gut ich kann.

Zu 1: Ich weiß nur von einem schöpferischen Prozeß, der außerhalb des Bewußtseins vor sich geht.

Zu 2: Ausnahmezustände irgendwelcher Art habe ich nie erlebt.

Zu 3: Ich habe früher zur Anregung sehr stark geraucht oder richtiger inhaliert. Mir gelang dadurch ein gewisser Abschluß von der Außenwelt und also die größere Konzentration. Ich gebrauche heute, da ich das Rauchen aufgegeben habe, beim Arbeiten immer Kola. Ich nehme dann etwa zwei Tabletten am Tage. Die Konzentration ist mir bei leichter Erschöpfbarkeit dann aber immer nur in Stößen möglich. Nach einem gelungenen Stoß, um es so auszudrücken, stehe ich einen Augenblick auf oder fasse etwas an. Ich arbeite sehr langsam in jedem Fall.

Zu 4: Die meisten ersten Einfälle habe ich beim Schlafen in der Nacht gehabt. In der Nacht beim Schlafen oder sonst beim Hören von guter Musik habe ich auch immer den Einfall gehabt oder bei guter Musik bewußt gesucht und gefunden, mit dem eine nicht vorausgesehene tote Stelle der Fabel überwunden werden konnte.

Zu 4, 5 und 6: Jedenfalls bei meiner Novelle »Der Richter in der Karu« hat der Traum eine starke Rolle gespielt. Als ich als junger Kaufmann in East London war, ereignete sich in der Karu die Mordtat, die in der Novelle behandelt wird. Ich gehörte zu denen, die den Verurteilten nicht für schuldig hielten. In Wirklichkeit hat auch der Farmer nie seine Schuld bekannt. Er wurde hingerichtet. Am Tage nach seiner Hinrichtung meldete sich in East London auf der Polizei eine Person, die sich selbst des Mordes an der Frau des Farmers bezichtigte. Der Mann wurde, so erfuhr es die Öffentlichkeit, in die Irrenanstalt nach Grahamstown überführt. Ich hörte nichts mehr über ihn. Ganz kurz danach wurde in East London ein Deutscher Farmerssohn wegen der angeblichen Vergewaltigung und Ermordung eines Kaffernmädchens hingerichtet. Es lagen auch in diesem Fall nur Indizienbeweise vor. Ich glaubte auch in diesem Falle nicht an die Schuld des Gerichteten, vielmehr meinten wir alle, daß man den Mann nicht an den Galgen gebracht hätte, wenn er kein Deutscher gewesen wäre. Die East Londoner Sache verschwand bald aus meinem Denken. Dagegen blieb der Fall in der Karu quälend in meinem Denken haften. Er verfolgte mich etwa zwanzig Jahre lang durch meine Träume. In diesen Träumen nahm dann etwa vom Jahre 1910 an der Fall eine andere Gestalt an. Ich träumte, es sei von mir mit gutem Grunde, so daß ich keinerlei Gewissensnot hatte, ein Kind erschlagen worden, und ich träumte weiter, der Mörder des Kindes werde gesucht, und schließlich sei man an die Stelle geraten, wo das tote Kind von mir verscharrt worden sei, und man mühe sich, vor meinen Augen und im Hasse gegen mich und um mich zu vernichten, die Reste zu finden. Es gelang den Suchern nie. Ich stand mit verbissenen Zähnen jedesmal dabei. Dieser Traum war ungeheuer quälend, er verfolgte mich dreizehn Jahre lang. Ich meinte dann eines Tages, ich werde ihn los sein, wenn ich die Geschichte vom Richter in der Karu schreibe. Die Verbindung zwischen beiden Dingen entstand im Traum. Ich schrieb darauf die Geschichte. Ich unterbrach mein Buch »Volk ohne Raum«, um das tun zu können. Ich empfand die Niederschrift, zu der ich einen Monat brauchte, als eine Erholung. Von der Niederschrift an verschwand der quälende Traum aus meinen Nächten. Bei der Niederschrift änderte ich die Wirklichkeit dadurch, daß der Farmer den Mord bestätigt, daß aber der Richter selbst vor der Seele den Farmer freispricht.«

Dr. phil. Manfred Hausmann, Worpswede bei Bremen, geb. 10. September 1898 zu Kassel.

Hauptwerke: »Frühlingsfeier«, »Orgel-Raporgel«, »Die Verirrten«, »Lampioon«, »Salut gen Himmel«, »Kleine Liebe zu Amerika«, »Abel mit der Mundharmonika«.

»Ihr Fragebogen kommt mir ziemlich unheimlich vor, zumal ich es von jeher vermieden habe, den geheimnisvollen Prozeß des Schaffens zu analysieren. Ich fürchte, man zerstört sich dadurch die Unbefangenheit und sägt den Ast ab, auf dem man sitzt.

Den ersten Punkt Ihrer Frage kann ich also schon einmal gar nicht beantworten.

Zu Punkt zwei ist zu sagen, daß ich ein sehr nüchterner Arbeiter bin, dem irgendwelche Ausnahmezustände unbekannt sind.

Punkt drei: Rauschmittel benutze ich nie, höchstens ein wenig Musik. So bilde ich mir z. B. ein, daß leise gespielte moderne Tanzmusik mir den Schaffensprozeß erleichtert.

Punkt vier: Träume spielen bei mir keine Rolle, dagegen habe ich gefunden, daß sich in den Dämmerzuständen vor dem Einschlafen und kurz nach dem Aufwachen besonders gern produktive Gedanken einstellen.

Zu Punkt fünf kann ich auch nicht den geringsten Beitrag liefern.

Punkt sechs: siehe Punkt eins!

Hans Leip, Schriftsteller, Altona-Blankenese, Süllbergterrasse 18, geb. 22. 9. 93 in Hamburg.

Hauptwerke: Romane: »Der Pfuhl«, »Godeke's Knecht«, »Tinser«, »Der Nigger auf Scharhörn«, »Die Blondjäger«, »Untergang der Juno«, »Miss Lind und der Matrose«, »Die getreue Windsbraut«. Lyrik: »Die Nächtezettel«, »Der Sinsebal«. Drama: »Kolonie«.

1. Die Anlässe zum schöpferischen Gestalten ergeben sich bei mir ziemlich klar bewußt. Mit einer bewußten Grundlage von Erfahrung und beabsichtigtem Thema, Stoff und Aufbau begebe ich mich an die Arbeit. Sobald ich dabei sitze, erhebt sich eine höchst zweifelhafte Nebelwand ungeklärter Empfindungen. Unlust und Anreiz bekämpfen sich durchaus im Bewußtsein, während bei bewußter »oberer«, »gehirnlicher« Quälerei im »Untergrunde« ahnungshaft und oft tröstlich, oft unheimlich ein matter und sehr ruhsamer Schimmer aufgeht, der mehr und mehr zuzunehmen pflegt, wenn die Arbeit eine glückliche ist, d. h. wenn im Bewußtsein das Gefühl des Gelingens hin und wieder aufflackert. Soweit ich nachträglich solche gewiß schöpferischen Zustände mit Bewußtsein überdenken kann, möchte ich wohl behaupten, daß sie aus unbewußten Quellen gespeist werden, d. h. aus solchen Ansammlungen und Aufnahmen, die weiß Gott wie und wo und wann unter die Schwelle in den Keller des Bewußtseins gelangt sind und wozu einem in normaler Alltäglichkeit weniger der Schlüssel als der Eingang unauffindbar ist. Man fürchtet auch immer, es sei das letzte Mal. Um im Bilde zu bleiben: Mir gelingt es kaum, von oben hinein zu gelangen, es kommt vielmehr selbständig von unten herauf.

Dies Unbewußte geht bis ins Technische der Arbeit hinein, bis in die Satzgestaltung und Wortfindung, betrifft wenigstens bei mir nicht nur das Stoffliche. Ungeachtet der teilweise sehr bewußten Gedankenarbeit der Durchfeilung.

2. Die »Ergreifung durch den Stoff« ist mir oft fast stofflich spürbar geworden. Als ich den Roman »Godekes Knecht« schrieb, der vielleicht leichtfertig die Beschwörung eines »Kommunistenführers« aus fünfhundertjährigem Schlafe in der Ichform wagte, schien mir zuweilen mein ganzes Innere ausgebrannt zu sein und neu gefüllt mit einer unheimlichen bedrängenden Gewalt, ich unterlag oft geradezu einer »Diktatur«, das aber erst im Laufe des Schaffens.

3. Niemals, selbst kein Nikotin. Wenn ich mitten in einer Arbeit stecke, pflegt es ein nicht sehr bequemer, asketischer Zustand zu sein. Zwischen Spannung und Hindämmern bin ich nach außen »beschränkt«, wenig genießbar und wenig genußfähig.

4. Schlafträume weniger. Wachträume nicht in bewußt festzulegender Form, nicht so, daß sie dem Bewußtsein als von außerhalb hereindringend erschienen. Aus innerer gläserner Dämmerung steigt es vibrierend in bewußteres Gewirr, beutelt und siebt sich im Gehirn und »fließt« gleichsam körperlich ab durch die Finger in die Netze, hinter die Gitter der Schrift.

5. Mir sind oft gewisse Zahlenzusammenhänge aufgefallen, auch macht der abnehmende Mond mir oft Kopfschmerzen. Ansonst fühle ich mich oftmals »geleitet«, ich lebe überhaupt oft unbewußt und bewußt »getrieben«, zumeist mit dem zaghaften Ertasten »gnädiger Fügung«, manchmal auch in der Hoffnung, daß man es schon zeigen wolle und recht machen könne.

6. Schwierig und langatmig, und sehr zweifelhaft, ob man es richtig nachkonstruieren kann.

Dr. med. Fr. Reck-Malleczewen, Schriftsteller und Gutsbesitzer, Gut Poing, Chiemgau, Oberbayern, geb. 11. August 1884 auf dem Familiensitz Malleczewen.

Hauptwerke: Romane: »Frau Uebersee«, »Dame aus New York« »Phrygische Mützen«, »Liebesreigen und Fanfaren«. »Des Tieres Fall«, »Sven entdeckt das Paradies«, »Sif«, »Bomben auf Monte Carlo«, »Novellen für Ilka«, »Jean Paul Marat, Geschichte eines Buckels«, »Revolutionserinnerungen eines russischen Ordonnanzoffiziers«.

»1. In welchem Ausmaße ich den schöpferischen Prozeß auf das Unbewußte zurückführe?

Ich will mit meiner Antwort nicht sagen, daß ich Zyklothymiker bin, muß aber bekennen, daß ich mich, beinahe wie ein Tier, abhängig fühle von machtvoll sich auswirkenden Periodizitätsgesetzen. Daß ich, ein fleißiger, als alter Soldat an Pedanterie gewöhnter Mann Jahre habe, wo ich steril wie ein Ofenrohr bin, wo ich traurig auf die Wand starre und nichts ..., aber auch gar nichts kann. Bis dann die andere Phase kommt und mit ihr die literarische Dyspepsie. Ich habe meine dramatische Passion »Joannes« in drei Tagen heruntergeschrieben, ich habe den Roman »Sif« in die Maschine diktiert in wenigen Tagen, ich habe die zweite Hälfte des Memoirenwerkes »Räuber, Henker und Soldaten« in vier Tagen diktiert, ohne ein Wort zu ändern.

Das alles beantwortet Ihre Frage nicht präcise, ist aber doch eine wichtige Voraussetzung, und ich wollte sie Ihnen nicht vorenthalten.

Ganz gewiß habe ich eine gewaltige Auswirkung des Unterbewußten zu konstatieren. Der Entwurf zum Joannes überfiel mich geradezu auf der kurischen Nehrung, nachdem ich monatelang in völliger Sterilität dagehockt hatte, in wenigen Minuten war das ganze Szenarium, in drei Tagen, wie gesagt, das Drama da (Kurt Wolff, 1920). Die Ursache ist leicht festzustellen: das Werk ist ein einziger Haßgesang gegen die Mechanisierung des Lebens, und diese Gedankenreihe hat mich seit meinen Fähnrichsjahren, will sagen seit meinem 16. Lebensjahre, unentwegt beschäftigt. Das Stück entstand in drei Tagen, nachdem es 17 Jahre im Unterbewußtsein embryonal geschlummert hatte.

Ähnlich entstand der heute in etwa 60000 Exemplaren verbreitete Roman »Frau Uebersee«. Im Jahre 1912 hatte ich in Ecuador erfahren müssen, wie schwer es für einen jungen Europäer ist, in einem von Gelbfieber, Pest und Revolution heimgesuchten südamerikanischen Hafennest liegen zu bleiben ..., fünf Jahre später, ohne daß ich mich mit diesem Entwurf beschäftigt hätte, schoß wie aus der Pistole der Entwurf zu jenem Roman, der in wenigen Wochen fertig dastand.

Ob ich Morphium, Alkohol und Haschisch nehme? Aber nein. Das heißt, wenn gute Freunde kommen, saufe ich Steine aus der Erde, regelmäßig nie. Oft monatelang abstinent! Aber ich werde durch Morphium nicht befeuert, sondern ich ... verzeihen Sie gütigst ... kotze danach, wie ein Strandmörser und bin nicht dazu zu bewegen, diesen Zustand als die geeignete Voraussetzung literarischer Produktion anzusprechen.

Telepathische Erlebnisse. Ja. Eines. Ein sehr seltsames. Im Jahre 1927 war ich nach meiner Beendigung des Romanes »Sven entdeckt das Paradies« (Deutsche Buchgemeinschaft) in völlig »negativer Phase« nach Velden am Wörther See gegangen. Urplötzlich, in einer Zeit, wo mich der Gedanke an literarische Produktion geradezu anwiderte, überfiel mich der Gedanke, einen Marat-Roman zu schreiben. Nie hatte ich mich zuvor mit dieser Figur beschäftigt, und außer der Lektüre von Carlyles französischer Revolution hatte ich nie etwas in die Hand genommen, was mich Marat näher gebracht hätte (à propos, er spielt auch bei Carlyle keine sehr große Rolle!).

Item, plötzlich, fast wie ein Blitzschlag, überfiel mich diese Idee. Auch hier stand bald die Komposition des Werkes vor meinem Auge. Und als ich dann an die Arbeit ging, stand ich sehr bald unter dem Eindruck, daß fremde Kräfte sich einmischten.

Nie habe ich ein Manuskript mit so souveräner Sicherheit, nie eines so ohne Korrekturen und ohne Reflexionen hingeworfen. Vor allem aber hatte ich damals das Gefühl, daß nicht ich schrieb, sondern daß es schrieb. Und in meinen Journalen aus jener Zeit (1928) steht der Satz: »Mir ist, während ich dieses Buch schreibe, immer so, als stünde hinter mir Jemand, der mich zwingt, dieses Werk zu schreiben und als umschliche mich eine arme Seele, die um Gerechtigkeit bettelt.«

Abstrahieren Sie, verehrter Kollege, von dieser Journaleintragung getrost alle »Poesie«. Bestehn bleibt, daß ich damals ganz stark das Gefühl hatte, daß ein Unsichtbarer mir die Hand führte. Was das in diesem Falle besagen will, werden Sie durch die Lektüre des Werkes (Jean Paul Marat, Geschichte eines Buckels, München 1929, Drei Masken Verlag) erfahren.

Ich habe Ihnen alles gesagt, was ich Ihnen zu sagen hatte. So nüchtern wie möglich. Bliebe hinzuzufügen, daß ich nach den Tagen großer Produktion ... wenn ich zwölf Stunden diktiert habe ... für Wochen krank bin. In unwahrscheinlichen Erschöpfungszuständen. Temperatursteigerungen bis 39 habe ich an den Tagen höchster literarischer Produktion oft festgestellt. Keine Tb. Bin ein urgesunder Kerl, reite, klettere, schwimme, fahre Faltboot und wohne sommers monatelang im Zelt. Führe die Temperatursteigerung auf psychische Prozesse zurück ...«

Emil Sandt, Hamburg 26, Hammer Steindamm 114, Schriftsteller, geb. 27. Dezember 1864 in Mittelwalde, Grafsch. Glatz, Schlesien.

Hauptwerke: »Cavete«, »Im Aether«, »Das Lichtmeer«, »Jenseits der Augen«, »Karrussel des Lebens«, »Vagabunden«, »Das Trio (Religion, Moral, Technik) und Gott«, »Die Strahlenschmiede«, »Drei Minuten vor Eins«.

»1. Man kann, so befragt, sicher viele gutklingende und auch gut begründete Worte machen. Ich kann das deswegen nicht, weil ich zuletzt nichts andres übrig bleiben sehe, als den kalten Satz: »Das Unbewußte wird meinen Sinnen erst zugänglich, wenn es mir bewußt wird; dann aber fehlt mir jedes Kriterium über das Unbewußte.«

2. Der Beginn einer Schaffensperiode ist bei mir schwer festzustellen, denn beim Überlegen oder beim Auftauchen von Bildern weiß ich nicht, ob Bilder und Überlegungen überhaupt zu einem Schaffensprozeß führen werden. Das zeigt sich erst bei späterem Erinnern. Die Freude über das Finden eines Themas kann ich gegenüber dem trostlosen Suchen und Warten noch nicht als »Ausnahmezustand« ansprechen. Fraglos findet aber während des »Schaffens« ein Wachsen der (soll man sagen psychischen oder geistigen?) Belastung in starkem Maße statt; denn bei Schluß jeder größeren Arbeit bin ich dermaßen — nicht müde oder erschöpft — sondern leer und süchtig ausgerechnet nach einem physischen Ausgleich, daß ich mich schon auf gradezu kindischen Trieben ertappt habe. Mein Roman »Vagabunden« ist recht umfangreich, und er hatte mich dadurch besonders in Bann gehalten, daß ich Strecken von 10—12 Seiten wie unter sehr eiligem Diktat schrieb. — Eines Morgens um 7 Uhr war der letzte Buchstaben geschrieben. Es war kein Spiegel in der Stube; so habe ich mein Gesicht nicht sehen können. Ich bin aber überzeugt, es war entstellt. Mein Fenster ging vom Erdgeschoß aus auf einen Rasenplatz. Dort mühte sich ein mir bekannter Gärtner mit Gras und Ginster. Ich sprang zum Fenster hinaus, auf ihn zu und forderte ihn zum Boxkampf, von dessen Regeln ich keine Ahnung hatte. Der Mann war alt und im Grinsen geübt. In der Ausfallstellung des Fechters hielt ich funkelnden Auges meine Faust dicht an seine mindestens sechzigjährige Nase. Seine Fähigkeit, mit den Augen zu plinkern, ließ meine aufgepusteten Backen zusammenfallen und jedes meiner rollenden Augen kam um seine Wirkung. Er rief seinem nicht weit davon arbeitenden Gehilfen, den ich ebenfalls kannte, zu »Jan — kiek em, wo he to Kehr geiht!«

Es war mir nicht möglich, still zu stehen, still zu sitzen, zu schweigen oder zu reden. Ich pfiff. Und setzte mich in Laufschritt. Auch diese Regelmäßigkeit war mir zu wenig und zuwider. Ich sprang über Rabatten und Beete.

Diesen unwiderstehlichen Trieb nach physischem Austoben habe ich jedesmal nach Abschluß einer Schaffensperiode. Er war stets sehr heftig und hielt nie lange an. Allerdings entsinne ich mich auch einer Pause zwischen zwei Schaffenszeiten, die länger als ein Jahr dauerte; und je länger um so quälender wurde.

3. Ich rauche ziemlich stark. Aber das ist für mich nicht so sehr eine Anregung als das Nichtrauchen ein Hindernis ist. Das klingt ein wenig widersinnig, ist aber dadurch aufzuklären, daß ich so sehr ohne Aufmerksamkeit rauche, daß ich selten merke — und je weniger merke, je stärker ich arbeite —, daß die kurze oder lange Pfeife ausgegangen ist. Daß die Pfeife nicht brennt, hindert mich nicht; daß ich die Pfeife nicht im Munde habe, hindert mich. So wirkt nicht der Tabak als »Rauschmittel«, sondern die Pfeife und das Kauen am Mundstück als Begleiterscheinungen aus der Welt der Mechanik. — Bemerkenswert war mir bei diesem höchst albernen Zustand, daß zwar der Tabak fehlen konnte, daß aber ein Ersatz des Mundstücks durch ein Streichholz oder einen Bleistift mich sofort arbeitsunfähig machte. — Hier macht sich der Unterschied zwischen unbewußt und unterbewußt unverkennbar und bemerkbar.

4. Ich habe recht oft Träume; überwiegend solche mit unbequemem Ablauf. Die Erlösung gab fast stets das Erwachen. Eigne Träume haben mir bis jetzt noch nicht als Themen für erzählende Werke gedient. Ein besonderer Traum jedoch hat mir zu schwerem Nachdenken Veranlassung gegeben. Klarheit habe ich bis jetzt noch nicht: Ich befinde mich mit drei andern im Examen. Die erste Frage, ziemlich schwer, trifft auf mich als auf einen völligen Versager. Ich weiß, daß ich mich gerade auf sie gründlich vorbereitet habe. Mir tropft der Schweiß in die Augenbrauen. Der Mann mit der Brille hinter dem grünen Tisch sagt kühl und höflich: »Dann, bitte, der dominus secundus!« Mit unsichern Knien setze ich mich nieder. Der neben mir steht auf und rollt die Antwort beneidenswert herunter. Das geht noch zweimal so. Ich falle durch; der andre besteht. Wessen Gehirn hat denn nun »gewußt?« — Wessen Erinnerung war denn nun zuverlässig? — Ich lag doch allein im Bett!

Ein andrer hat mir einmal einen ganz außerordentlichen Traum erzählt. Er konnte prachtvoll erzählen; schreiben konnte er durchaus nicht. Diesen Traum habe ich gewissermaßen unter seiner ständigen mechanischen Kontrolle plastisch gestaltet in meinem Roman »Drei Minuten vor Eins!« — Weil mir besonders hier so überaus grell die erstaunliche Eigenschaft des Traumes hervorleuchtete, von den beiden Begriffen, unter denen wir Menschen uns so festgebunden erscheinen, frei zu sein: von Raum und Zeit!

Bei meinem sorgfältigen und vielseitigen Nachforschen über

das Wesen des Traums ist mir ein weiteres als höchst befremdend aufgefallen: Viele haben im Traum schon etwas verloren; viele haben im Traum schon etwas gefunden; aber unter den vielen, vielen Hunderten von Nachfragen hat mir bei ernstem und eifrigem Nachdenken noch niemals jemand bestätigen können, daß er im Traum dasselbe, was er verloren hatte, auch wiedergefunden hätte.

Ich weiß keine Erklärung dafür.

5. Nein.

6. Damit kann ich nicht dienen.«

Hermann Stehr, Schriftsteller, Mitglied der Akademie, Ober-Schreiberhau i. Riesengebirge, geb. 16. Februar 1864 in Habelschwerdt Grafsch. Glatz.

Hauptwerke: Romane: »Der begrabene Gott«, »Leonore Griebel«, »Drei-Nächte«, »Der Heiligenhof«, (110. Tausend) »Peter Brindeisener«, »Nathanael Mechler«.

Hermann Stehr sandte mir als Antwort auf meinen Fragebogen einen Zeitungsausschnitt, welcher den wesentlichen Auszug eines Briefes enthalte, den er vor Jahren irgendwem geschrieben habe und der ohne sein Zutun in verschiedenen Zeitungen und Zeitschriften erschienen sei. Es folgt der Zeitungsausschnitt:

»Der Dichter Hermann Stehr hat in einem Brief, den die »Literarische Welt« (Berlin) veröffentlicht, die folgende Darstellung der Entstehung seiner Werke geboten:

»Lange, bevor ich von meinem Werk irgend etwas sehe oder weiß, merke ich an einer großen Unruhe und Reizbarkeit, dem gesteigerten Bedürfnis nach Einsamkeit oder tollen Extravaganzen und anderem, daß ein Neues sich in mir vorbereitet. Es kommt mir immer näher, steht in mir, aber wie hinter einer Wand oder einem Schleier; ich höre reden und verstehe nichts, merke sein Leben und sehe es nicht; eine peinigende Unruhe, trage ich es lange umher. Es ist mir, als wüßte die Welt der Menschen und Natur das Geheimnis, das ich ihr aber nicht abjagen kann. Plötzlich, durch die Gestalt einer Person, das Wort eines zufällig Vorübergehenden, den Ton eines Liedes, durch irgend Nebensächliches, zerreißt der Schleier, und mich überfällt das Werk in seiner markantesten Szene, meist in seinem Endergebnis. Das sieht mein Auge ganz deutlich mit allen Details, ich sehe, höre alles ganz körperlich. Nach und nach steigen da und dort wie Spitzen eines nebelverschütteten Bergzuges aus dem Zusammenhang gerissene Szenen auf, ebenso deutlich und merklich, wie die erste; und durch ein Bewußtsein, das hinter oder unter dem gewöhnlichen steht, ahne ich den Zusammenhang, von dem mir jedoch nichts sicher ist als sein gewisses Vorhandensein. Das sind die Stunden der Empfängnis, mit denen kein Glück auf Erden zu vergleichen ist. . . .

Aber immer schwebt noch alles jenseits der Erde, und ich kann den Zugang nicht finden, bis sich mir einmal das Tor von selbst öffnet. Dann dringe ich vor, im Rücken wissende Augen, die mir über die Schulter sehen, an einer unsichtbaren, sicheren Hand. Es ist, als ließe sich jene Welt nieder auf diese Erde, bekannte Häuser, Menschen, Äther, alles in ein noch nie gesehenes Licht tauchend, das ein mir bis dahin Verborgenes an jedem offenbart. Alles Leben in meinen Werken spielt sich, während ich schreibe, wirklich um mich ab. Die Männer gehen durch die Stube, daß es dröhnt, rufen, daß ich erschrecke, die Leute weinen zum Erbarmen, lachen, daß mir das Herz aufgeht. Oft stehe ich so im Banne einer Person, daß ihr Wesen das meinige auf eine Zeit unterjocht. Dann bin ich verwandelt und habe zur Verwunderung meiner Umgebung ganz neue Manieren, Redeweisen und Anschauungen. Mein Wort redet und spielt in mir oft mitten in der Gesellschaft, dann kann niemand mehr mit mir etwas anfangen; ich bin abwesend. Jedes Wort bringt seine Idee mit sich und ich erkenne sie, wie sie mir fortschreitend alles offenbart.«

Es folgen Antworten von Gelehrten.

Prof. Dr. Emil Abderhalden, Geheimer Medizinalrat, Direktor des Physiologischen Instituts der Universität Halle a. Saale, Paulusstr. 10, geb. 9. März 1877 zu Oberuzwyl (Kanton St. Gallen, Schweiz).

Hauptwerke: Lehrbuch der physiologischen Chemie, Lehrbuch der Physiologie, Abwehrfermente.

»Ich war allezeit fleißig und enthusiastischer Forscher. Als kleiner Schuljunge durchstreifte ich die Natur. Ich lag stundenlang an Ameisenhaufen und vor Mauselöchern, setzte Pflanzen unter Wasser, um zu verfolgen, ob sie ihren Habitus verändern usw. Ich hegte allerhand Getier, sammelte Pflanzen, Käfer, Schmetterlinge usw. Ich betrieb alles vergleichend. Bei Bunge fing ich mit vergleichenden Blut- und Milchanalysen an. Mein ganzer Vorstellungskreis blieb immer in der gleichen Richtung: Wechselbeziehungen zwischen dem gesamten Naturgeschehen. Vergleichende Untersuchungen über den Aufbau der verschiedenartigsten Eiweißstoffe führten zum Studium der Bedeutung der Verdauung und von hier aus folgte die Frage: was geschieht, wenn man zusammengesetzte Produkte in das Blut einführt (Abwehrfermente). Ich forsche nicht, um tätig zu sein oder um äußerer Erfolge willen. Es ist ein innerer Drang, der mich vorwärts treibt. Es ist nicht so, daß ich durch Literaturstudium und dergl. nach Themen suche. Ohne besonderes Nachdenken liegen die Probleme und ihr Ausbau klar vor mir.

Als ich seinerzeit von vielen Seiten angeregt wurde, ein Lehrbuch der physiol. Chemie zu verfassen, wies ich ein solches Unterfangen weit von mir, weil ich mich nicht für reif hielt, ein solches Werk zu verfassen. Mein Lehrer Bunge ermunterte mich oft, ein Lehrbuch der genannten Art zu schreiben. Schließlich trat der Verleger Urban an mich heran. Ich lehnte zunächst ab. Schließlich unterzeichnete ich den Vertrag. Ich erschien jedoch bald wieder bei ihm, weil mich die Festlegung auf einen Lieferungstermin beunruhigte. Ich glaubte, zwei Jahre nötig zu haben, um das Buch zu schreiben. Nach drei Monaten war es im Druck. Ich konnte nur in den Abendstunden und am Sonntag an ihm arbeiten. Ich schrieb und schrieb und zitierte Literatur, ohne sie zur Hand zu haben. 1914 faßte ich den Plan, ein Lehrbuch der gesamten Physiologie zu schreiben. Der Krieg brach aus, und damit war er begraben. Ich hatte damals mir »im Kopfe« einen Plan entworfen. 1924 begann ich, einer plötzlichen Eingebung folgend, zu schreiben. Es entstand die vierbändige Physiologie in knapp zwei Jahren. Ich schrieb ohne jede Unterlagen und ohne jede vorgefaßte Disposition. Ich hatte oft die Empfindung, daß ich mit »Unterbewußtsein« schrieb. Die Feder oder die Schreibmaschine arbeiteten viel zu langsam! Niemand wußte, daß ich das Werk schrieb. Es standen mir nur die Abendstunden und der Sonntag zur Verfügung.

Ich habe mich noch nie auf eine Vorlesung oder einen Vortrag vorbereitet — höchstens gehe ich in Gedanken das vorzutragende Gebiet durch. Merke ich mir bei einem besonders wichtigen Vortrag einleitende Worte oder bestimmte Stellen, dann leidet der Vortrag und jedermann merkt, daß ich unter Hemmungen stehe. »Ich sage auf.« Gewöhnlich handle ich deshalb, durch Erfahrung gewitzigt, nach dem Rezept von Gabriel Anton, der zu sagen pflegte: (bei Tischreden) ich weiß nicht, wohin es mich reden wird!

Mir ist immer folgendes aufgefallen. Wenn mich in diesem Augenblick jemand nach Pflanzennamen fragen würde, dann unterliefen sehr viele Versager. Ich würde die betreffenden Pflanzen wohl im Geiste lebhaft vor mir sehen, jedoch oft nicht auf den Namen kommen. Spaziere ich z. B. in den Bergen herum, dann bin ich immer wieder überrascht davon, daß nun vergessen Geglaubtes lebhaft zutage tritt. Es ist die gesamte Umgebung, die Erinnerungskomplexe zur Hebung bringt, genau so, wie man oft ein Buch in die Hand nimmt, um etwas nachzusehen. Man blättert und weiß ohne nachzusehen das, was man aufsuchen wollte.

Sie sehen, das sind alles keine Eigenschaften, die besonderer Erwähnung wert sind. Persönlich habe ich den Eindruck, daß der Künstler in ähnlicher Weise Eindrücke aller Art aufnimmt, die in seinem Gehirn sich dann zu bestimmten Vorstellungen verdichten und nach Ausdruck verlangen. — Was nun die gestellten Fragen anbetrifft, so ist Punkt 1 durch das oben Dargestellte beantwortet. Es ordnet sich das durch Literaturstudien, eigene Forschung usw. Perzipierte in gewissem Sinne von selbst in meinem Gehirn und führt dann ohne irgendwelche systematische Vorbereitungen zu einer logischen Verknüpfung der an sich mannigfaltigen Materie. Visionen und dergl. sind mir fremd. Ich habe in meinem Leben niemals Alkohol, Nikotin und dergl. aufgenommen. Anregungsmittel irgendwelcher Art sind mir fremd. Ich trinke zum Frühstück Kaffee und abends Tee aus Gewohnheit, niemals habe ich jedoch während der Arbeit je ein Anregungsmittel (z. B. um mich wach zu halten) genommen. Ich kenne keine Kopfschmerzen, keine geistige Ermüdung. Ich weiß in der Regel nicht, daß ich träume. Nur dann, wenn ich aus irgendeinem Grunde aus dem Schlaf geweckt werde (Geräusche, Auto!!) und dann nur oberflächlich schlafe, erhalte ich Kenntnis von Trauminhalten. Sie spielen keine Rolle bei meinem geistigen Schaffen, wohl aber habe ich während des Einschlafens nicht selten Einfälle, die verwertbar sind. In der Hast der Arbeit ist oft keine Zeit zur ruhigen Überlegung!

Zu 5: Ahnungen — vielleicht — bis jetzt habe ich mich kaum je in der politischen Lage geirrt und vorausgesehen, was kommen wird — doch dazu gehört in der heutigen Zeit wirklich nicht viel! Gewisse wissenschaftliche Ideen weben in mir und umtanzen meine Phantasie namentlich dann, wenn ich Musik höre. Ich bin an sich unmusikalisch und kann kaum einen richtigen Ton singen, sobald ich jedoch Musik höre, dann bin ich der Gegenwart vollkommen entrückt.«

Prof. Dr. Carl Gustav Jung, Nervenarzt, Küßnacht bei Zürich, geb. 26. Juli 1875 in Kesswyl, Kanton Thurgau.

Hauptwerke: »Diagnostische Assoziationsstudien«, »Über die Psychologie der Dementia praecox«, »Wandlungen und Symbole der Libido«,

»Versuch einer Darstellung der psychoanalytischen Theorie«, »Collected Papers on Analytical Psychology«, »Psychologische Typen«, »Das Unbewußte im normalen und kranken Seelenleben«, »Die Frau in Europa«, »Die Bezeichnungen zwischen dem Ich und dem Unbewußten«, »Über die Energetik der Seele«, »Das Geheimnis der goldenen Blüte« (Wilhelm und Jung), »Seelenprobleme der Gegenwart«, »Die Beziehungen der Psychotherapie zur Seelsorge«.

»1. Wie alles psychische Leben stammt auch das Schöpferische vom Unbewußten. Wenn man sich mit dem schöpferischen Prozeß identifiziert, so pflegt man sich einzubilden, man sei selbst der Schöpfer.

2. Was meine Person anbetrifft, so muß ich zugeben, daß ich jeweilen zu Beginn einer neuen Schaffensperiode die wunderlichsten Dinge merke. (Ich zweifele nicht, daß es Leute gibt, die es nicht merken.) Übrigens hat das Unbewußte allnächtlich die Führung in unseren Träumen. Es ist also kein Wunder, wenn es auch den schöpferischen Prozeß mit allerhand Spontaneität einläutet.

3. O nein! Niemals! Eine neue Idee macht einen betrunken genug.

4. Meine Träume pflegen auf Jahre hinaus meine schöpferischen und anderen Taten zu antizipieren.

5. Ich glaube nicht, daß bei näherer Analyse irgendwelche Ausnahmezustände vom schöpferischen Prozeß abgetrennt werden können, indem ja das Leben selber der schöpferische Zustand par excellence ist.

6. Ich könnte eine detaillierte Darstellung eines schöpferischen Prozesses geben, aber ich tue es nicht, weil mir die Sache zu geheimnisvoll ist. Vor großen Geheimnissen empfinde ich eine solche Scheu, daß ich sie nicht auszusprechen vermag. Übrigens liefert jede ausführlichere und gründlichere Beobachtung von Traumserien Musterbeispiele für schöpferische Prozesse.«

Graf Hermann Keyserling, Leiter der Schule der Weisheit, Darmstadt, Prinz Christiansweg 4, geb. 20. Juli 1880 in Koenno, Estland.

Hauptwerke: »Südamerikanische Meditationen«, »Amerika, Der Aufgang einer neuen Welt«, »Das Spektrum Europas«, »Das Reisetagebuch eines Philosophen«, »Schöpferische Erkenntnis, Einführung in die Schule der Weisheit«, »Wiedergeburt«, »Das Gefüge der Welt, Versuch einer kritischen Philosophie«, »Philosophie als Kunst«, »Unsterblichkeit, Eine Kritik der Beziehungen zwischen Natur-Geschehen und menschlicher Vorstellungswelt«, »Menschen als Sinnbilder«, »Die neuentstehende Welt«, »Politik Wirtschaft Weisheit«, Gesammelte Vorträge und Aufsätze aus den Jahren 1919—1922. »Das Okkulte.«

»Ich arbeite beinahe ausschließlich mittels meines Unbewußten. All mein Schaffen, all mein Vorwärtskommen beruht darauf, daß ich mich den Einflüssen, auf die mein erwachtes Interesse hinweist, rückhaltlos hingebe und dann zusehe, was daraus wird. Daß etwas Schöpferisches vorgeht oder erfolgen wird, weiß ich allemal im voraus. So hat mich langjährige Erfahrung gelehrt, daß das bloße Einfallen eines Titels und eines Datums Gewähr dafür ist, daß eine Schöpfung des Inhalts bis dahin reif sein wird.

Bewußt denke ich über das, was ich in mir trage, kaum nach. Ist die Zeit für die Geburt gekommen, dann ist das Ergebnis für mich allemal eine Überraschung, so daß ich geradezu sagen kann: ich schreibe nicht, weil ich weiß, sondern um zu wissen. Und mein Schaffen ist so sehr Gebären, daß ich, wenn eine wesentliche Arbeit mißlang, nie herumbessern kann, sondern völlig neuschaffen muß. So habe ich von meinen Südamerikanischen Meditationen die letzten Kapitel bis zu zehn, die meisten anderen drei bis vier Male neuverfaßt.

Ist eine Schöpfung nicht reif, wenn ich mich an sie mache, so zeigt sich das nicht nur am Mißlingen, sondern an physischem Krankwerden. Mein Bewußtsein ist an meinem Schaffen überhaupt nur, soweit Ausarbeitung und Kritik in Frage steht, beteiligt.

Auf diese Art habe ich seit ungefähr meinem 23. Lebensjahre ohne andere Unterbrechung als die gelebt, welche der Rhythmus von Schöpfung und von Erschöpfung, von Erholung und Neuwerden als solcher bedingt. Demgegenüber aber habe ich richtige »Ausnahmezustände« nie gekannt, auch nicht solche depressiver Art, und Stimmungen bin ich kaum unterworfen. Bei meinem leidenschaftlichen Naturell brause ich wohl sehr leicht auf und kenne auch die tiefste Verzweiflung, aber sobald es darauf ankam, bin ich solcher Zustände immer sofort und ohne Anstrengung Herr geworden, so daß ich sie letztlich nicht ernst nehme. Andererseits lasse ich ihnen ruhig ihren Lauf, wenn nichts dagegen spricht, und diese Ökonomie ist mir immer ausgezeichnet bekommen. Während ich arbeite, trinke ich sehr viel starken Kaffee. Alkohol nur abends, zur Entspannung (ich arbeite nie nach 7 Uhr abends); aber dann bedarf ich dieses Entspannungsmittels desto mehr, je mehr ich mich tagsüber anspannen mußte.

Träume haben in meinem Leben nie auch nur die allergeringste Rolle gespielt, wenigstens weiß ich nichts davon. Ich entsinne mich keines einzigen Traumes, den ich als bedeutsam empfunden hätte.

Was »Ahnungen« und ähnliches betrifft, so befinde ich mich

auf irgendeine mir zwar unverständliche, aber insofern doch nicht rätselhafte Weise, als sie mir mit der Einpassung der Tiere in ihre Umwelt durchaus gleichsinnig erscheint, in unmittelbarem Kontakt mit dem Weltprozeß, besonders dem historischen. Ich fühle unmittelbar, was wird, und insofern weiß ich vieles »selbstverständlich«, was andere oft auf prophetische Gabe u. ä. zurückführen. Damit hängt auch wohl meine tiefe physiologische Abneigung gegen alles historisch-Zurückführende und -Erklärende, alles rein Abstrakte, überhaupt gegen alles bloß Reflexive zusammen.«

Es folgt die Antwort eines Komponisten:

Heinrich Sthamer, Komponist, Hamburg 20, Curschmannstraße 11, geb. 11. Januar 1885 zu Hamburg.

Hauptwerke: Die Opern »Buddha« und »Bürger in Not«, eine Totenmesse, das buddhistische Oratorium »Das hohe Lied des Buddha«, 5 Symphonien, Konzert für Streichquartett und Orchester, Kammermusikwerke, ca. 200 Lieder und Melodramen.

»1. Der schöpferische Gedanke bildet sich bei mir im Unbewußten. Es kommt oft vor, daß ich morgens mit einem Motiv oder Thema erwache, von dem ich abends zuvor noch keine Ahnung hatte. Alles weitere Ausarbeiten geschieht bewußt mit dem Verstande.

Kurz gefaßt: Erfindung und Empfindung sind spontan. Niederschrift langsam wägend, prüfend und selbstkritisch.

2. Nein. Höchstens eine gewisse Unruhe, die dann im Laufe der Entstehung eines Werkes allmählich schwindet.

3. Eine Zigarre fördert bei mir die Konzentration.

4. Es ist mir im Traume einmal ein Notenbild erschienen, von dem ich aber nur einiges festzuhalten imstande war.

5. Nein.

6. Alle mir einfallenden Themen, Motive, harmonische Bindeglieder usw. schreibe ich in ein Skizzenbuch, ohne dabei an eine bestimmte Kompositionsgattung zu denken. Habe ich nun den Drang zu einem bestimmten Werk, so werden diese gesammelten Themen und Einfälle einer kritischen Durchsicht unterzogen und die für diesen Zweck brauchbaren in die »engere Wahl« gestellt. Viele Motive eignen sich von vornherein nur für bestimmte Gattungen. Es gesellen sich nun aber ganz aus dem Unbewußten neue Einfälle hinzu, die speziell für das in Angriff genommene Werk erfunden sind. Erst wenn der größte Teil des zur Ausführung der Komposition benötigten Materials vorhanden ist, beginne ich mit

der Ausarbeitung. Die Motive sind nunmehr im Keime vorhanden. Ich benutze meist die Einleitung meiner größeren Instrumentalwerke dazu, diese Keime zusammenzufassen. Nun erst setzt der eigentliche Gestaltungsakt ein. Aus den Motiven werden Themen, diese werden wiederum weiterentwickelt, gesteigert und erlebt. Bei einem mehrsätzigen Werke ist es — wenn auch nicht häufig — vorgekommen, daß ich während des Schaffens erkannte, daß das vorhandene Material nicht für alle Sätze voll ausreichte. Dann setzt eine Konzentration im Unbewußten ein, so daß mir häufig sehr bald, häufig aber erst nach einigen Tagen Themenmaterial, das tatsächlich in den Rahmen des Werkes paßt, einfällt. Hier ist die Selbstkritik des Künstlers unerläßlich. Denn ich weiß, daß viele skrupellos das erste beste, was ihnen einfällt, hinschreiben, ohne zu bedenken, ob nicht der innere Zusammenhang des Werkes dadurch gestört wird. Denn ein noch so umfangreiches Werk soll einheitlich sein. Jeder Teil muß aus einer inneren Notwendigkeit entstehen, und der innere Zusammenhang der Sätze muß unbedingt gewahrt bleiben.

Die Form der ursprünglichen Themen wird häufig neugestaltet, ohne daß die Themen selbst im wesentlichen ihren Charakter verlieren. Ist nun das Werk im Rohbau fertig, beginnt die Hauptsache, die Verstandesarbeit: Das Feilen. Hier arbeitet der Künstler mit dem Rüstzeug, welches er erlernt hat; hier hat die Selbstkritik das letzte Wort. Am ratsamsten ist es, wenn er ein im Rohbau vollendetes Werk eine Zeitlang ruhen läßt. Es muß erst der richtige Abstand gewonnen werden, um objektiv das eigene Kunstwerk beurteilen zu können. Hat der Künstler etwas gelernt, hat er eine gewisse Erfahrung, und besitzt er schonungslose Selbstkritik, so ist er dann imstande, das Werk von allen Schlacken zu befreien. Er ist da oft gezwungen, Stellen zu streichen, die er mit tiefster Empfindung und Liebe geschrieben hat, die für sich genommen auch gut, aber dem Werke als ganzem nicht dienlich sind. Solch ein operativer Eingriff ist schmerzlich, aber für das Kunstwerk heilsam. Hat doch z. B. Bruckner oft nach Jahren ganze Sätze seiner Symphonien neu bearbeitet bzw. neu hinzukomponiert. Kann ein Werk nach einer größeren Spanne Zeit dann vor den Augen des wirklich selbstkritischen Schöpfers bestehen, dann ist es in seiner Art als vollendet anzusehen.

Aus dem Vorhergesagten erhellt, daß das Primäre des schöpferischen Prozesses dem Unbewußten entspringt, die Ausarbeitung aber und die kritische Überholung das sekundäre Moment darstellt.«

Von den bildenden Künstlern führe ich folgende Antworten an:

Fritz Dibbert, Maler und Graphiker, geb. 30. Mai 1896 in Hitzacker a. Elbe (Lüneburger Heide), Anschrift: Hamburg, Sievekingsallee 111.

Hauptwerke: Neben vielen farbigen Holzschnitten folgen die Gemälde: »Einklang«, »Der Heilige«, »Die Erleuchtung des Buddha«, »Die Nacht«, »Orphische Nacht«, »Meister Ekkehardt«, »Gesang der Nachtigall«.

»Die Beantwortung der Frage nach dem Anteil des Unbewußten resp. des Bewußtseins in dem schöpferischen Prozeß geht um eine Klärung der grundsätzlichen Frage: Was ist, wenn der Künstler schafft, noch als das Unbewußte, was als das Bewußtsein anzusehen; wann und inwieweit kann man im Prozeß der künstlerischen Gestaltung überhaupt noch trennend von unbewußt und bewußt sprechen? Und weiter: Wo liegt die Grenze zwischen beiden Bereichen; gibt es diese Grenze in der Kunstgestaltung oder ist hier alles fließender Übergang?

Ziehe ich zur Klärung der letzten Frage die Grenze ganz scharf, dann erscheint mir der völlig unbewußt gestaltende Mensch zum Werkzeug einer Macht degradiert, die er nicht mehr kontrollieren kann, die ihn beherrscht und ihm die Möglichkeit nimmt, der schöpferischen Formung Wesen und Gesetz seiner eigenen Innenwelt, die als geschlossene Lebenseinheit in seiner ganzen, ungeteilten Persönlichkeit ruht, einströmen zu lassen. In einem solchen Falle, wo der Mensch nicht mit den Kräften seiner ganzen Person hinter dem Werk steht, da ist er wie ein hypnotisch Beherrschter oder ein geistig Gestörter. Er ist nicht mehr verantwortlich für sein Schaffen, und das Geschaffene kann nur Fragment sein, Splitter und Schatten. Hier hört auch Kunst auf.

Nach der anderen Seite wird der Mensch, der ausschließlich in dem Bereich des immer greifbaren und gegenwärtigen Bewußtseins gestaltet, nicht ein Kunstwerk, sondern ein Machwerk zustande bringen, denn auch hinter dieser Schaffensweise steht nicht das Gesetz, das aus dem Wesen der ganzen Persönlichkeit aufsteigt, als vielmehr der berechnende Verstand und der ordnende Geist.

Das Werden des Kunstwerks aber — und darum kann es sich, wenn die Frage an mich als Künstler herantritt, nur handeln — kann niemals einseitig entweder nur an das Unbewußte oder nur an das Bewußtsein gebunden sein. Kunst ist vielmehr Einheitsgestaltung, ist Gestaltung aus der Einheit, aus der Lebenseinheit des schöpferischen Menschen. Die Zweiheit des Unbewußten und des Bewußtseins wachsen in der Einheit zusammen. Die Zwei wird durch den Künstler wie durch das Leben zur Eins erhoben. Nur so ist Kunst, nicht anders.

Zur Illustrierung des schöpferischen Prozesses aus der Einheit heraus möge mir die Darstellung des Werdeganges eines eigenen Bildes dienen, das zwar schon viele Jahre zurückliegt, aber doch auch geeignet erscheint, indirekt meine Antworten auf die gestellten Fragen zu geben. Das Werk ist von Freundesseite »Der Heilige« benannt worden. Es ist 1921 entstanden und im Besitze der Sammlung Prof. Dr. Hans Muchs (Fig. 17).

Dargestellt ist ein Gottsucher in einem roten Mönchsgewand. Er schreitet, von unsichtbarer Macht gezogen, wie durch ein Tor aus der Dunkelheit zum Licht. Lichtschein umpfängt ihn und paart sich mit Strahlungen seines eigenen Körpers. Der Blick ist aufwärts gerichtet, dem Licht entgegen. Die rechte Hand macht fragend und weisend die Aufwärtsbewegung mit. Die linke Hand hält eine Schrift. — Die Landschaft ist weit und einsam. Am Rande einer Hochfläche erhebt sich links ein gotischer Klosterbau, rot im Backsteinton und von drei Strahlenkreisen umgeben. Ein Bach fließt links silbrig durch das Gelände. Hinter dem Plateau erhebt sich in weiter Ferne ein Gebirge. Es ragt mit seinen Schnee- und Eisbergen phantastisch in den dunklen Himmelsraum.

Die Entstehung des Bildes läßt sich nicht allein durch das Sichtbare erklären. Es ist nicht vor der Natur gemalt worden. Es geht auch nicht auf ein etwa gesehenes Ereignis in der Wirklichkeit zurück, das mir zum Erlebnis geworden wäre und das ich hinterher aus der Phantasie gemalt hätte. Das Bild ist vielmehr aus der inneren Vorstellung entstanden, es ist Innenschau und somit Ausdruck meiner Innenwelt. Daß das Werk so werden mußte, wie es geworden ist, läßt sich letzten Endes nicht anders als durch die Frage nach der unsichtbaren Verfassung meiner Innenwelt beleuchten, die im Bild sichtbar geworden ist.

Den äußeren Anlaß zu meinem Bilde gab mir eine braune Mönchskutte, die ich in einem Kostümmagazin fand. Ich habe als norddeutsch-freidenkerischer Mensch keine innere Beziehung zu diesem Kleidungsstück oder zum Mönchstum der Kirche. Und doch, während ich den Mantel noch betrachtete, versank ich in einen umweltvergessenen Zustand. Das Gewand schien sich nun mit Leben zu füllen, und ich empfing — erst schwach, dann mehr und mehr wachsend — eine bildmäßige Vorstellung von einem Gottsucher, der diesen Mantel trug. Der wirkliche Mantel, den ich noch immer vor mir hatte, verschwand aus meinem Bewußtsein, und das innere Bild stand nun immer beherrschender vor meinen Augen. In diesem Wachtraumzustand zeigten sich mir die Formen und Farben zunächst schemenhaft und weich und in Einzelheiten noch nicht gefestigt. Daneben aber wurde die Dynamik der Bewegung und das auflösende Fluten des Lichtes wirksam. Ich sah in der Erscheinung ein heftiges Ringen, vielleicht das Ringen um innere Erlösung, das im Kampf zwischen Körper und Seele ausgetragen wurde, derart, daß die Materie durch Auflösung ihre Dichtigkeit verlor und von innen her durchstrahlt und durchsichtig wurde. Die innere Formung wächst und wächst immer mehr zu einer greifbaren Vorstellung, die mich schließlich dermaßen erfüllt, daß ich mich selber wie in dem Zustand des Gesehenen befindlich vorkomme, selber ringe um letztes Gottheitserlebnis, wie oft zuvor. Ich wurde also selber der Zustand, den ich sah, und es trieb mich nun unbändig, mich von ihm zu befreien.

Die malende Gestaltung gab mir die Befreiung von dem mich beherrschenden Zwang der Vision. Das geschaute Bild stand dem Wesen nach im Innern fest vor meinen Augen. Das Erlebnis war stark und die Erscheinung nachhaltig genug, um es in einem Zuge malend aus mir herauszustellen. Das Werk wurde gleich und ohne Kompositionsskizzen im Original begonnen. Formen und Farben wurden zwangsweise ganz von innen diktiert. Das Malen war mehr ein Gebären, — der letzte Akt im Werdeprozeß einer intuitiv gewachsenen Bildschöpfung. Malend wuchsen die Formen in ihre letzte Klarheit hinein und füllten sich mit geheimnisvollem Leben. Und die Farben griffen dieses Leben auf. Flüssig hingemalt strahlen sie es im wahrsten Sinne des Wortes so recht von sich. Wie in alten Glasfenstern sind die Farben von Helligkeit durchleuchtet. Unbewußt ergab sich hier eine Maltechnik, die ich nie zuvor gekannt hatte und die auch ganz neu ist. Erst so konnte die Intuition sichtbar werden, indem die Spannweite der Farben von tief-vollem Klang bis zu zart-beseeligtem Klingen reicht. Erst so konnte die nur geahnte Entmaterialisierung des Heiligen, die Auflösung der stofflichen Dichtigkeit von den Füßen zum Kopf hin mehr unbewußt malend immer feiner werden. Zu zeigen, wie ein Körper in höchster Beseeligung von innen heraus leuchtet, konnte nur intuitiv geschaut werden; dafür gibt es kein Naturvorbild. Überhaupt spielt der Anklang irgendeines Teiles in diesem Bilde an ein gesehenes Naturvorbild eine so geringe Rolle, daß ich die Frage nach dem, was im Bilde unbewußt entstanden ist, nicht eindeutiger als mit der Feststellung beantworten kann, daß nur für die beiden Hände und die Armfalten des Gewandes orientierende Studien nach der Natur gemacht, diese aber beiseite gelegt und beim eigentlichen Malen umwandelnd nach dem Gedächtnis verarbeitet worden sind. Ich kann also wohl sagen, daß das ganze Bild, da der bewußte Wille beim Entstehungsprozeß ausgelöscht war, mehr unbewußt entstanden, jedenfalls expressiv innengeschaut und somit Ausdruck des innerweltlichen Schöpfungsprinzips ist. Selbst das Anlaßobjekt — eine braune Mönchskutte — sinkt zunächst in die Tiefe der Vergessenheit und ist während des Arbeitsprozesses aus dem Erinnerungsbereich ausgelöscht. Im Bilde wird daraus ein rotes Gewand. Es ist unten karminrot-violett, dunkel und schwer. Es geht nach der Mitte zu in leuchtendes Hellrot und nach oben zu in lichtes Weißrot über, um dann in den Lichtpartien gelb-weiß und von innen durchleuchtet zu strahlen. Dem Rot antwortet ein Grün. Die Landschaft ist im Vordergrund dunkel-blaugrün, in den Bergen des Hintergrunds weiß-grün, und in Smaragdgrün leuchtet die Strahlung des rot-violetten Backsteinmauerwerks.

Die künstlerische Ausführung eines Werkes ist für mich eine Befreiung. Rauschmittel kenne ich beim Malen nicht. Es gelingt mir in den meisten Fällen, wenn ich Pinsel und Palette in die Hand genommen habe, durch einfaches Mischen von Farben die Versenkung auf die Intuition herbeizuführen. Eine Störung oder Hemmung des schöpferischen Prozesses wirkt sich bei mir leicht dahin aus, daß sich Magen-, Herz- oder Atembeklemmungen einstellen. Auch nervöse Gereiztheit und Ärger, der sich bis zur Störung der Verstandes- und Willensfunktion steigern kann, können die Folge sein. Alle genannten Störungen aber sind wie weggeblasen, wenn die künstlerische Arbeit ihre Fortsetzung findet.«

Alfred Kubin, Maler und Illustrator (gelegentlich Schriftsteller: Phant. Roman »Die andere Seite«, kurze biographische Geschichten und Fachaufsätze), Wernstein a. Inn, Oberösterreich, geb. 10. April 1877 zu Leitmeritz in Böhmen.

Hauptwerke: Zahlreiche Aquarelle, Zeichnungen, Lithographien, graph. **Zyklen:** Nach Damaskus, Rauhnacht, Ali der Schimmelhengst, Die sieben Todsünden, Sansara. **Folgen:** Wilde Tiere, Weiße Traumwelt, Filigrane usw. **Illustrierte Werke:** E. A. Poe, W. Hauff, Dostojewski, Jean Paul, Strindberg, de Coster, E. Th. A. Hoffmann usw.

»1. Ich schaffe aus einem dunklen Drange bei den ursprünglichen Konzeptionen, die Ausarbeitung ist aber dann einer präzisionsmäßigen feinsten »Hand- und Augenarbeit« zu vergleichen, also unbedingt einer äußerst biegsamen Bewußtseinskontrolle unterworfen.

2. Besonders in früheren Jahren war ich dem Druck eines dunklen Gestaltungswillens, der übermächtig und meist rastlos mich quälte, unterlegen, die Bilder traten kaleidoskophaft, sich flutend verändernd wie in Wogen vor das »innere Gesicht«. Dies war begleitet von seltsamen, ungemein wohligen [1]) Gefühlen, die sich bei diesen zauberisch wechselnden Bildkombinationen einstellten. — Wie Sie es ja sehen, ist es merkwürdig, daß besonders 1899—1908 düstere unheimliche Gestaltungen, auch groteske weit vorwiegen. Bei der Schau solcher Bilderwogen hatte natürlich ein mir gleichsam »Fremdes« (ein Zauber?) die Vormacht, als Mensch gab ich mich in diesen rauschähnlichen Minuten oder Stunden (ich habe die Zeit nie gemessen) völlig passiv hin. Bemerkenswert wäre, daß diese eigentlich sinnliche, weil allzu mächtige Fülle der Vorstellungen (nur verhältnismäßig ganz weniges wurde in besonnener Auswahl nach flüchtigen Bleistiftskizzen, die ich in den Zuständen [2]) noch machte, dann realisiert) mit meiner Heirat allmählich wohltätig abklang — d. h. alles wurde im künstlerischen Sinn nun langsam bewußter, beherrschter, sorgfältiger gewählt — was es nahelegen würde, daß ein geordnetes Leben in geschlechtlicher Beziehung vielleicht mit dem Urquell dieses Schöpfungsprozesses in Beziehung stehe [3]).

3. Anregungen der erwähnten Arten brauchte ich früher nie — ich war vom 23. bis 33. Lebensjahr ein starker Zigarettenraucher, vorher und nachher nichts. Ich bemerkte aber, daß mich das Ansehen von Werken ähnlich schaffender Künstler (Goya, Blake, Munch, Ensor, Bosch, Breughel usw.) auch sehr leicht in den erwähnten Zustand des eigenen Gestaltensehens brachte — alles unerhört geheimnisvoll, lustbetont, aber eben nur eine »Lust«, die nichts mit dem Sexus etwa zu tun hat, sondern sich in sich selbst steigernd ein wunderbares Machtgefühl über Bilder millionenfältigen Formenwechsels gab, ein Staunen vor den maßlosen Gesichten, die technischen Verwirklichungen auf dem Papier enttäuschten

[1]) Manchmal rauschhaft gesteigert, so daß man sang, Unsinn sprach, Blödsinn machte, brüllte usw.

[2]) In welche mich z. B. leichte Musik oft auch leicht brachte.

[3]) Ich halte es für wahrscheinlich, daß es eine Quelle ist, ob diese Kräfte nun entweder geschlechtlich oder in dieser schöpferischen (weit befriedigerenden) Weise vertan werden.

dann oft — aber ein Funke dieser Inspirationen scheint mir doch eingefangen zu sein in meinen stärksten Arbeiten.

4. Träume hatten direkt nur ganz selten Anteil an meinen Werken, sie sind aber gleichsam in ihrer Art der Struktur den Bildvorstellungen oft stark verwandt.

5. Diese Frage beantwortet die kleine Schriftenreihe von mir besser als ich's heute hier könnte.

6. Ich arbeite im Grunde gewiß noch so wie vor 30 Jahren, nur hat sich der »schöpferische Rausch« sehr in seinem überfallhaften Wesen an Wucht verringert, die Beherrschung meiner Ausdruckfähigkeit und Erfahrung ungeheuer vermehrt, der ganze Seelenzustand ist mehr ausgeglichen, aber eben doch rein persönlich beglückender geworden und nicht mehr dieses wüste, schreckliche Auf und Ab, wie auch das ganze Gefühlsleben unmerklich sanfter oszilliert. Gewiß gibt es noch Einbrüche, die einfach erschütternd beseeligen. — Eine Freude ruhigerer »soliderer« Art an dem Resultat meiner Mühen trat an die Stelle der früheren quälenden Unersättlichkeit — freilich auch anstatt haßvoller Stimmungsniederbrüche ist mir nun eine Trauer bekannt geworden, die ich früher nicht kannte — hervorgerufen im Gefühle der leisen Erstarrung und der Erinnerung an Früher. Heute blätterte ich z. B. in meinem Schatze älterer Skizzenblätter, die mir ungeahnte Anregungen zu weit bewußteren und direkter erstrebten Formungen geben — oft dem Zweck einer Illustration oder einer Symbolisierung nachkommend — dieses Schaffen ist befriedigender, aber geht mein Gefühl nicht mehr in jenen merkwürdigen »Allmachtsrausch« wie einst.«

Oscar E. Ulmer, Bildhauer, Hamburg-Fuhlsbüttel, Ahornkamp 3, geb. 19. Juni 1888 zu Hamburg.

Hauptwerke: Dekorative Plastiken an Brunnen und öffentlichen Gebäuden Hamburgs, im Stadtpark, Kriegerehrungen, Kirchen, Porträts und Rundplastiken.

»1. In welchem Ausmaß? Das bedeutet also: in welchen Anteilen Bewußtsein und Unbewußtes? Das läßt sich quantitativ nicht feststellen. Alles fließt, auch das Unbewußte ins Bewußte; in dem Moment, wo ich das Unbewußte fasse, ist es doch schon bewußt!

2. Ja. Abgesehen vom rein körperlichen Zustand, der in dieser Zeit meist gut ist, werden Melodien, Bewegungen, Farben usw. in gewissen Linien, schwebend-gleitender Art, bewußt. Ich habe

absolut das Gefühl, daß eine Öffnung in einem sich auftut, die unendliche Helle, Leichtigkeit, Rhythmus ausstrahlt und die Handlungen beeinflußt. Ekstatische Zustände, die die Umwelt verschwinden lassen, sind nicht da, im Gegenteil: die Umwelt wird in eine, vom Zentrum ausgehende Bestrahlung getaucht, so daß diese sonst einzelnen Gegenstände und Ereignisse einen organischen Zusammenhang erhalten.

3. Nein.

4. Tiefträume wohl nicht, aber Überlegungen und Kombinationen im Halbschlaf klären außerordentlich die schwingenden Rhythmen zu der endgültigen Ausdrucksform.

5. Telepathische Erlebnisse und Ahnungen sind mir bekannt. Doch lege ich absichtlich keinen Wert darauf, da ich annehme, daß sie mich zu sehr belasten würden. Ich gehe hin und wieder mal einem Erlebnis nach, um seine Richtigkeit zu prüfen, die dann auch bestätigt wird.

6. Siehe 2. und 4.

Diese gefundene Ausdrucksform, also bei mir eine Plastik, wird dann möglichst unter dem unter 2. geschilderten Zustand modelliert, aufgebaut. — Die Durcharbeitung ins Einzelne, eine langwierige Arbeit, gelingt nur gut, wenn der erwähnte Zustand lange genug anhält. Es tritt sonst leicht das ein, was man in unseren Fachkreisen als »verquälte« Arbeit bezeichnet, die Ausführung bleibt nicht bis zuletzt frisch.«

Sulamith Wülfing, Graphikerin, Wuppertal-Elberfeld, Hahnerberg, geb. 11. Januar 1901 zu Elberfeld.

Klein-Graphik in minutiöser Ausführung.

»1. Ein schöpferischer Prozeß hat seine Ursache immer im Unbewußten. Das Ergebnis wird nur dadurch sichtbar, daß das Unbewußte durch das Bewußtsein nach außen gelangt.

2. Nein — da ein wirklich schöpferischer Prozeß nur bei gesundem körperlichem und geistigem Zustand möglich ist.

3. Nein! (Begründung liegt schon in Antwort 2.)

4. Träume — vielleicht irreführende Bezeichnung — wohl besser mit »Gesichte« bezeichnet — sind die Keime des äußerlichen schöpferischen Prozesses.

5. Die Auslösung des inneren schöpferischen Prozesses ist unabhängig von Ausnahmeerlebnissen, und erfolgt oft bei den unwesentlichsten Anlässen — eben wenn die Stunde da ist. So-

genannte Ahnungen, telepathische Erlebnisse halte ich für Ergebnisse von Disharmonie von Körper und Seele.

6. Der gesamte schöpferische Prozeß ist am besten mit der Empfängnis — Entwicklung und Geburt eines Kindes zu vergleichen. Das die Empfängnis verursachende Erlebnis (Ursache-Anlaß) steht als das männliche, zeugende Prinzip außerhalb des schöpferischen Menschen. Die Entwicklung und Formung der Erkenntnis (der innere Prozeß) geht im Unter- oder besser gesagt im Überbewußtsein vor sich. Da Empfängnis und Entwicklung eine geistige Angelegenheit sind, spielt die Zeit zwischen Empfängnis und Geburt — die Entwicklung — keine Rolle und ist unkontrollierbar. Die Geburt ist dann die in Erscheinung getretene Erkenntnis des Erlebnisses! — Die geistige und technische Form des Geschaffenen ist abhängig von der Bewußtseinsebene des schöpferischen Menschen.«

Zum Schluß folgen Berichte von Architekten und Baumeistern:

Fritz Höger, Architekt, Hamburg 1, Burchardstr. 1, geb. 12. Juni 1877 in Bekenreihe, Kr. Steinburg i. Holst.

Hauptwerke (die Zahl der Bauten beträgt ungefähr 1200): Klöpperhaus A. und B., Hamburg; Rappolthaus I und II, Hamburg; Chilehaus, Hamburg; Verwaltungsgebäude Rob. M. Sloman jr., Hamburg; Verwaltungsgebäude der Hamburg-Amerika-Linie, Hamburg; Rathaus in Rüstringen; Hochhaus des Hannoverschen Anzeigers mit Planetarium, Hannover; Eisenbahndirektionsgebäude, Bentheim (Hann.); Zigarettenfabrik Haus Neuerburg, Hamburg-Wandsbeck; Zigarettenfabrik Garbaty, Berlin-Pankow; Parfümfabrik Scherk, Berlin-Südende; Hamburger Fremdenblatt, Hamburg; Staatl. Lyzeum Hamburg-Eppendorf; Sprinkenhof 1 und 2 Hamburg (mit Arch. Gerson, Hbg.); Verwaltungsgebäude und Lagerhäuser für den Konsum-Verein in Leipzig-Plagwitz; Kurheim in Danzig-Oliva; Krankenhaus in Delmenhorst; Zwei Friedhofskapellen in Delmenhorst; Evgl. Kirche Hamburg-Gr. Borstel (m. Nebenbauten); Evgl. Kirche m. Nebenbauten in Hamburg-Süd-Hamm; Evgl. Kirche Berlin-Wilmersdorf mit Pfarr- und Gemeindehäusern usw. usw.

»Zur Frage 1: Die Architektur ist wohl die gebundenste aller Künste, so daß der vollwertige Architekt mindestens 20 Berufe beherrschen muß, gewissermaßen stark universelle Durchbildung bzw. Veranlagung haben muß. Bevor der Architekt ein Werk schafft, bzw. den ersten Teil zum Werk, d. i. den Entwurf, die Planung, so liegt ja schon vorher die erste und schwerste Bindung vor, nämlich das Zweckprogramm. Es liegt auch die zweite Bindung schon vor, nämlich der Bauplatz mit all seinen Eigenarten und oft erheblichen Schwierigkeiten; es liegt auch meistens schon eine dritte Bindung vor, nämlich die wirtschaftliche Bindung durch die vielleicht reichlich knapp vorhandenen Baumittel, oder durch schwierige Finanzierungsmöglichkeiten. So liegen eine große Anzahl von Bindungen vor, die immer vorhanden sind, wie die Schwerkraft der Erde, statische Belange, welche für die Raumschöpfung natürlich von ausschlaggebender Bedeutung sind. So muß also bei der Planung vor dem Künstler schon der vollwertige Praktiker vorhanden sein. Freilich in einem setzt bei Beginn der Planung stets gleich der Künstler ein, sofern die Art des Bauplatzes dieses gestattet bzw. gar fordert, und das ist der städtebauliche Teil der Aufgabe. Es gibt da städtebaulich oft mehr Möglichkeiten in der Lösung, und da muß natürlich der Künstler zunächst, nachdem er gleichzeitig das Zweckprogramm volummäßig zu erfüllen sucht, dann die Möglichkeit haben, um städtebaulich die beste Lösung zu sehen, bevor er überhaupt irgend etwas beginnt zu zeichnen. Vorweg muß er natürlich die ganze Umgebung kennen, die Bewegung des Verkehrs, das, was einstweilen ist und später sein wird, kurzum, hier muß der Architekt als Städtebauer räumlich, körperlich, perspektivisch von den verschiedenen Standpunkten aus sehen können, was einstweilen noch gar nicht da ist. Da beginnt also der künstlerisch-schöpferische Prozeß. Natürlich spielen hier Unbewußtes und Bewußtsein zusammen, das Bewußtsein geht meistens über das Gebiet der Erfahrung.

Natürlich kann auch der Architekt utopisch schaffen und Wunschgebilde entwerfen, Dinge, die dann aber nachher nicht verwirklicht werden können, weil das Zweckprogramm, die eigentliche Aufgabe und alles andere fehlt. Dann aber kommt bei der Durcharbeitung, bei der Projektierung, meist sprunghaft die Entwicklung des Dinges und die Steigerung bis zum höchsten Wert; und weil nun einmal der Architekt mit seinem fertigen Werk an den Sehsinn der Empfänger appelliert, so kommt es bei der Planung und Durcharbeitung immer darauf an, daß der entwerfende Architekt räumlich im Geiste vor sich sieht, was erst später entstehen soll. Auf dieses räumliche V o r h e r sehen kommt es also bei dem Künstler-Architekten wie auch bei dem Architekten als Städtebauer an.

Zur Frage 2: Eine neue Schaffensperiode darf es eigentlich bei dem Architekten, der doch der disziplinierteste aller Künstler sein muß, nicht geben. Ein Werk und eine Planung baut sich meistens auf früher Selbsterlebtes und Selbstgeschaffenes, aber interessanter sind natürlich die seltenen Fälle, wo ein Vorläufer in der Art noch gar nicht vorhanden war. Hier ist es dann in jedem Fall das Unbewußte, was dann meistens bei monumentalen Architekten zu Gigantik führt. Dieses ist am stärksten vorhanden bei schwierigsten Fällen, schwierigsten Gegebenheiten, schwierigsten Anforderungen. Ich darf hier einen Fall anführen (und damit greife ich eigentlich zur Frage 1 zurück bzw. zu meiner Beantwortung hierzu): das Chilehaus. Unbeschreiblich schwieriges Grundstück, schwierig dadurch, daß es zwei Grundstücke waren, welche durch eine öffentliche Verkehrsstraße, Fischertwiete, getrennt waren, dann weiter die ganz schwierige und komplizierte Form des Grundstückes, der geschwungene Lauf der Straße »Pumpen«. Das Grundstück hatte nicht diese S.-Kurve als Grenze, sondern hatte aus früherer, städtebaulicher Bearbeitung von anderer Seite eine komplizierte und zerhackte Form, welche nicht den jetzt beim fertiggestellten Chilehaus vorhandenen Fluß dieser Front zuließ — und dann weiter die scharf spitzwinklige Kreuzung der beiden Straßenzüge Pumpen — Burchardstr. Das Grundstück aber hatte diese spitze Ecke, die durch den Fluß der Straße ja einzig logisch ist, nicht, sondern war mit 11 m breiter Stirn abgestumpft, so daß nicht nur das sausende Fließen der Kurvenfront nicht möglich war, es war auch die kristallische Körpervollendung, welche in der Teufelsspitze an der Ecke gipfelt, nicht gegeben. Der Wunsch zu dem, was jetzt in Wirklichkeit geworden ist, war bei mir aber gleich im ersten Augenblick der Bearbeitung vorhanden, und ich plante los und formte, als wenn all die Bindungen und Unmöglichkeiten, welche der Grundstücksschnitt mir entgegenstellte, nicht vorhanden wären. Die Formschöpfung und das Formungsbedürfnis kam also hier gar nicht logisch, sondern war visionär. Und wie das so gewordene Gebilde in der Idee und Zeichnung vorlag, mußten dann die faktischen Möglichkeiten zur Verwirklichung gefunden werden. Erforderlich wurden in großem Ausmaß Grundstücksformänderungen, Arrondieren des Grundstücks auf der einen Seite und auf der anderen Seite wieder Ablösen zum Teil zum öffentlichen Grund. Eine große Anzahl Genehmigungen und Senatsanträge waren erforderlich, die aber alle gewährt worden sind. Und dann war hier bei diesem Bau eines ganz besonders nötig, gleichzeitig im Grundriß und im Aufriß zu arbeiten, also gleich von vornherein in allen Teilen dreidimensional denken und entwerfen. So wurde dann das Chilehaus so, wie es jetzt da steht. Der stärkste Reiz bei der Planung ergab sich aus den vielen Schwierigkeiten und aus der teuflischen Form des Grundstückes. Das Grundstück kam mir in seiner Art weiß Gott nicht entgegen, alles war widerspenstig und mußte bezwungen werden. So hat es auch Rud. G. Binding, den ich damals noch gar nicht kannte und der mich vorher noch gar nicht gesprochen hatte, empfunden und auch in seinem schönen Ruhmlied zum Chilehaus dichterisch zum Ausdruck gebracht. So wie auf ihn der fertige Bau gewirkt hat, wirkte auf mich die Aufgabe und alle gegebenen Hemmungen. Und wohl gar aus den Schwierigkeiten ergab sich bei mir eines, nun gerade ein ganz Großes, Vollendetes, Gigantisches und Wesenhaftes zu schaffen — und habe ich dann auch nachher zu dem gelösten Körper die Struktur erträumt und dann zur Wirklichkeit angesetzt. Ich bin meinem Schicksal dankbar, daß mir im Chilehaus eine so schwierige Aufgabe (städtebaulich und architektonisch) gestellt wurde. Der Sieg blieb mein, das Werk wurde Vollendung und wirkt fortan in seiner Vollendung Jahrhunderte, ja Jahrtausende auf alle, die es sehen wollen und auch auf die, die nur vorübergehen, auf alle, die ein empfänglich Gemüt haben.

Zur Frage 3: Rauschmittel benötige ich glücklicherweise keine, ob sie von Wirkung sein würden, weiß ich nicht. Ich bin jedenfalls froh, daß ich sie nicht benötige.

Ob ich als Architekt mit einem kleinen Alkoholrausch besser arbeiten könnte, habe ich noch nie erfahren — weiß es also nicht, wohl aber geht in einem kleinen Alkoholrausch Schriftstellerisches und Poetisches mir flotter von der Hand. Aber ein Rauschmittel gibt es doch, welches den Architekten in mir beschwingend macht, — das ist die Musik. Die Hauptidee zum Chilehaus ist mir beim Genuß von Beethoven-Musik gekommen und habe ich dann die Idee auch gleich in Skizze festgehalten. Das Hochhaus in Hannover in seiner Idee wurde bei Wagner-Musik (Tannhäuser) skizziert. Aber die Musik macht bei mir auch ganz stark die Feder flüssig, so daß ich gar oft bedaure, beim Hören schöner Musik im Halbdunkel zu sitzen und nicht gleichzeitig schreiben zu können, denn das bei der Musik in mir Aufgekommene ist meistens nachher wieder vergessen und verwischt.

Zur Frage 4: Träume haben früher im jüngeren Lebensalter im schöpferischen Prozeß eine Rolle gespielt, jetzt seit langen, langen Jahren nicht mehr. Ich träume jetzt sehr selten, und wo Träume zusammenhängen mit meiner künstlerischen Tätigkeit, so sind sie meistens, wenn ich es so nennen darf, ein verdrehtes Nacherleben von schon gelösten Ideen. In Ausnahmefällen kommt es aber auch anders herum und habe ich dann am nächsten Tag aus einem Traumbild Wirklichkeit und Form gemacht. Nehmen wir einen letzten Fall vorweg: Neben dem Chilehaus steht der Sprinkenhof, der ja, weil in den Fronten konstruktiv ganz anders gelöst, auch einen gegensätzlichen Ausdruck hat. Bei dem Bau treten natürlich erheblich große Belastungen auf, die sich natürlich summieren in den Pfeilern der unteren Geschosse, am stärksten im Erdgeschoß und in dem für den Vorübergehenden nicht sichtbaren Keller. Während der Planungszeit des Sprinkenhofes träumte ich, daß die Erdgeschoßpfeiler dem Druck der Riesen-Baumasse nachgegeben hätten und gestaucht und in Knoten ausgebeult waren. Der Bau stand aber trotzdem und stürzte nicht ein. Ich habe dann am nächsten Morgen aus diesem Traumbild eine Form gemacht, welche auch verwirklicht worden ist; an den Stellen, wo sich im Traum diese ausgebeulten Druckknoten zeigten, habe ich den starren Klinkerpfeilern eine elastische, federnde Form gegeben.

Hier war der Traum, wie es gewöhnlich der Fall ist, aufgekommen durch die enorm großen Druckkräfte, die statisch wirklich vorhanden sind.

Ein anderer Fall: Bei dem von mir gebauten Westflügel der Fabrik Haus Neuerburg in Wandsbek sind durch Versetzung der Klinker all die vielen Pfeilerlisenen zwischen den Fenstern taustabartig gewunden, der vierkantige Pfeiler in vielen Windungen in der Höhe vielfach um seine eigene Achse gedreht, so daß in dem steinernen Quadratgrundriß ein eingeschriebener Kreis eine große Rolle spielt, insofern, als das Steinmaterial innerhalb dieses Kreises unmittelbar drucktragfähig ist. Ich hatte nun zunächst vor, die vielen Pfeiler abwechselnd mit Links- bzw. Rechtsdrall auszuführen, entschloß mich aber im letzten Augenblick, bevor wir mit dem Mauern an der Baustelle begannen, im Interesse der Steigerung der Größe der Auffassung, einfach alle Pfeiler rechts herum zu drehen, denn dadurch erhielt der Bau in seiner Struktur große Spannung und zu dem Vertikalismus, das sah ich vorher, bevor es in Wirklichkeit fertig war, trat ein ganz neuer Wirkungswert hinzu, ein neuer Ismus, der Diagonalismus, und zwar über das Gebiet der Mathematik, welche in der Architektur überhaupt eine große Rolle spielt. Die Front der hier gleichzeitig sichtbaren mehreren Diagonalen, welche über die Fläche flitzen, ist nichts weiter als sichtbar gewordene arithmetische Progressionen.

Durch den Rechtsdrall, der jetzt durchgängig durch alle Pfeiler ging und durch den ursprünglich vorgehabten Linksdrall nicht aufgehoben wurde, entstand mir ein böses Traumbild. Die ins Unheimliche summierte Kraft des durchgehenden Rechtsdralls hatte im Traum über Nacht den ganzen Kubus mehrfach um seine eigene Achse gedreht, so daß die vielen Stockwerke alle rechts herum verschoben übereinander lagen. Ich erschrak über dies im Traum gesehene Geschehen, daß ich glücklicherweise gleich aufwachte, bevor der Bauriese einstürzte. Hier also ein negatives und nachträgliches Auswirken im Traum.

Dann aber auch, das fällt mir eben ein, ein Positives im Traum, was Wirklichkeit geworden ist: die in Klinkern gemauerten Tierplastiken, die ersten, die heraldischen Löwen — Vollplastiken, welche das Rathausportal in Rüstringen flankieren. Diese Plastiken wurden dadurch so stark, daß sie etwas ganz Starkes zu bewachen, nicht zu tragen hatten. Die in Sprungstellung liegenden Löwen bewachen nämlich nicht nur den Rathauseingang, sondern den mächtigen Turm, prismatisch nicht weniger als 60 m hoch, in dessen Kopf das städtische Wasserhochreservoir mit nicht weniger als 2 Millionen kg. Gewicht vorhanden ist. Die Löwen liegen hier so merkwürdig vor dem Turm, der mit seinen beiden vorderen Kanten wie ein Spargel aus dem Boden schießt, nämlich so, daß die Löwenkörper einfach diese beiden wichtigen Linien überschneiden und gar nicht Rücksicht auf sie nehmen, um sie evtl. frei sichtbar zu lassen. Ein wirklicher Architekt, darunter verstehe ich einen solchen, der Architektur auf der Hochschule auswendig gelernt hat, oder besser gesagt, mit dem Löffel eingetrichtert bekommen hat, würde diese Lösung als eine ganz unmögliche und unkünstlerische bezeichnen. Aber das durfte mich nicht stören. Die Löwen sind, wie sie sind, gut und auch in ihrer Stellung und Anordnung gut; das werden aber wohl erst kunstkritische Menschen späterer Generationen erkennen, auch sie werden richtig erfühlen die große Spannung, die hier vorhanden ist, Spannung, trotzdem die Löwenplastiken mit dem Bau dadurch so stark verwachsen sind, daß sie 1. Bau und Plastik, beide aus demselben Herzen und von derselben Hand stammen, 2. im selben Material und im selben Handwerk gebaut sind, die Plastiken also auch wirklich gebaut wie der Bau, gemauert aus ganz denselben Klinkersteinen, ohne Verwendung irgendeines besonders angefertigten Formstückes.

Aber diese Erzählung nur nebenbei — sie könnte vielleicht auch interessieren. Entstanden sind also diese gemauerten Klinkerplastiken im Traum.

Zur Frage 5: Diese Art von telepathischen Erlebnissen und Ahnungen sind mir sehr wohl bekannt, sie führen aber in der Baukunst immer nur zu Utopien.

Zur Frage 6: Ich glaube, diese Frage in den Beantwortungen der vorhergehenden Fragen schon mit erledigt zu haben. Aber eines sei noch erwähnt: Wie Ihnen bekannt, bin ich als niederdeutscher Architekt Spezialist (wenn ich es profan so ausdrücken darf) für Backstein-Baukunst, die im Klinkerbau ihren Ausklang findet. Der Backstein, wie ihn auch unsere Altvorderen schon hatten und hierin mächtige Bauten ausführten, hat einen Hauptwirkungswert, das ist die Farbe. Der heutige Klinker hat aber unglaublich viele Wirkungswerte mehr, die bei den einzelnen Klinkerarten sehr verschieden sind. Ich kenne alle Fabrikate sehr genau und spiele beim Entwerfen einer Bauidee schon immer die vielen wundersamen, zauberhaften Wirkungswerte des Klinker-Steinmaterials mit hinein. Man kommt hierbei als erwachsener Baumeister immer wieder aus Freude an dem schönen Material zum Spielen, was aber nicht in Spielerei ausartet, zum Spielen wie ein Kind. Ja, die Baumeister müssen wieder Kinder werden, um spielen zu können und Dichter und Minnesänger, dann werden sie auch in ihrem Beruf Göttliches schaffen.«

Dipl.-Ing. Erich Schmarje, Architekt, B. D. A., Hamburg-Volksdorf, geb. 20. November 1892 in Hamburg.

Hauptwerke: Großwohnhausblocks für die Gemeinn. Baugen. für kinderreiche Familien e. G. m. b. H. am Hornerweg und am Immelmannsweg, Kinderheim am Hornerweg, Einzelhäuser.

»Zu 1: Der schöpferische Prozeß wird beim Architekten ausgelöst durch die von außen an ihn gestellte Aufgabe, für ein gegebenes Raumprogramm auf gegebenem Gelände die einfachste und zugleich eindringlichste Erscheinungsform zu finden. Dabei ist die Gebundenheit des Künstlers an das Programm des Auftraggebers und die technischen Gegebenheiten des Werkstoffes gewissermaßen das geistige Rohmaterial, aus dem die Form entstehen soll.

Die Ordnung dieses Rohmaterials ist bei den vielfältigen Möglichkeiten, die Erfordernisse eines gestellten Programms räumlich darzustellen, zunächst eine rein geistige Angelegenheit und undenkbar ohne Schulung und Erfahrung, d. h. bewußte Beherrschung des gesamten Stoffes. Mit ihr beginnt das Durchdenken der Aufgabe. Gleichzeitig aber setzt beim wirklichen Künstler der schöpferische Prozeß ein, dem in der Vorstellung und auf dem Reißbrett sich rational entwickelnden baulichen Gebilde die künstlerische Form zu geben; also rein durch das Gefühl eine Form zu finden, die sich dem Beschauer des fertig gebauten Entwurfes wiederum nur durch das Gefühl direkt vermittelt.

Die schlackenreine künstlerische Form nun, die weder mit Hilfe des Geistes zu finden, noch vom Beschauer auf geistigem Wege zu erfassen ist, ist m. E. seelischen Ursprungs und quillt aus dem Unbewußten, und zwar um so stärker, je mehr es gelingt, das Gefühl durch bewußte Übung (Anschauung, Zeichnen, Bauen) aufzulockern, d. h. sozusagen die Verbindung zwischen dem Bewußten und dem Unbewußten herzustellen, wobei ich nicht entscheiden möchte, was in diesem Zusammenhang Begabung bedeutet, ob die Mächtigkeit des Fundus im Unbewußten oder die Fähigkeit, die eben angedeutete Verbindung herzustellen.

Jedenfalls ist m. E. der Anteil des Unbewußten am schöpferischen Prozeß bestimmend für den Grad der Reinheit der künstlerischen Form — immer bei konstant angenommener Beherrschung des geistigen Rohstoffs — der nur vom empfindlichen Beobachter erfühlt werden kann. Der Gehirnmensch, der mehr oder weniger nur den geistigen Gehalt eines Bauwerks zu erfassen imstande ist, wird sein höchstes Interesse ausschließlich den Bauten zuwenden, die, wie die meisten Ingenieurbauten, ihre Entstehung möglichst bewußter geistiger Planung verdanken.

Daß bei den äußerst durchdachten, und mit allen geistigen Hilfsmitteln an Normalisierung und Typisierung der technischen Einheiten in Szene gesetzten Bauwerken eingeschworener Rationalisten sich in der Erscheinungsform — selbstverständlich unbeabsichtigt — die Wirksamkeit unbewußter schöpferischer Kräfte in Gradunterschieden bestätigt, rechtfertigt allein — und häufig sogar mit großem Nachdruck — die Produktion dieser, sich heftig gegen solche Unterstellung sträubenden Schöpfer.

Zu 2, 3, 4, 5: nein.«

Oberbaudirektor Prof. Dr.-Ing., Dr. med., Dr. techn. **Fritz Schumacher**, Architekt, Hamburg, An der Alster 39, geb. 4. November 1869 zu Bremen.

Architektonische Hauptwerke: Bauten auf der III. Deutschen Kunstgewerbe-Ausstellung Dresden 1900, Krematorium in Dresden. Inneres des Bautzener Doms. — In Hamburg: Anlage und Bauten des Stadtparks, Kunstgewerbeschule, Johanneum, Lotsenhaus, Museum f. Hamb. Geschichte, Finanzgebäude, Flugzeughalle Travemünde, Kapelle 13 Ohlsdorf, Krematorium, Schulen, Feuerwachen usw. Umgestaltung der Stadt Köln nach ihrer Entfestigung. Bebauungsplan für Hamburg, Landesplanung des Unterelbegebiets, Generalbebauungsplanarbeiten für Bremen.

»1. Siehe unter 6.

2. Nein.

3. Nein.

4. Nur als Kontrolle von Entwürfen, in denen ich bisweilen im Traum ganz unvermittelt und ohne das Ganze zu sehen einen Fehler entdecke.

5. Telepathische Erlebnisse.

6. In der Nachkriegszeit glaubten geschäftige und viel beachtete Propheten für die Architektur das einzig gültige schöpferische Prinzip im Erfüllen von Zweckforderung und von Materialforderung (»Funktionalismus« und »Konstruktivismus«) zu entdecken. Das schaltet nicht nur das Unbewußte, sondern sogar das bewußte Gefühl aus. Die Tatsache, daß eine solche rein literarische Vorstellung ernsthafte Bedeutung gewinnen konnte, zeigt, wie schwierig die wahre Sachlage bei der Baukunst zu begreifen ist. Sie ist nicht ohne weiteres mit dem künstlerischen Prozeß vergleichbar, der beim Formen eines absoluten Kunstwerks vor sich geht.

Ich selber habe an mir folgende unabsichtlichen Beobachtungen gemacht.

Es gibt architektonische Aufgaben, die vollgültig dadurch erledigt werden, daß sich verstandesmäßige Überlegungen (anknüpfend an Funktion, Konstruktion und Situation) auf dem Nährboden eines geschmacklichen Zustandes abspielen, der dem Schaffenden zu einem Stück Natur geworden ist. Diese Mischung vollzieht sich unbewußt, aber in den Vorgang spielt nicht etwas Unbewußtes als Drittes herein.

Es gibt architektonische Aufgaben, bei deren Lösung der Prozeß komplizierter ist. Er spielt sich dann bei mir etwa so ab: Auf dem vorstehend bezeichneten Wege komme ich wohl zu allen möglichen Einzelerklärungen, vor allem ergeben sich eine Reihe von Gedankengängen, die eine strengere Selbstkritik verwirft. Es entsteht ein toter Punkt. Man glaubt die Sache einstweilen beiseitegelegt zu haben. Und plötzlich, ohne daß man vorher an sie gedacht zu haben braucht, fällt der entscheidende Gedanke wie vom Himmel. Noch ehe man Zeit gehabt hat, ihn im einzelnen auf dem Papier zu untersuchen, weiß man genau: jetzt habe ich's! — Und dann erweist sich bei näherer Prüfung, daß in der Tat alle Forderungen des Verstandes und alle Forderungen des Gefühls, die vorher nicht zusammenstimmen wollten, ohne Bruch ineinander aufgehen. Ja, wie durch ein Wunder fügen sich auch alle möglichen Besonderheiten zweiten Grades, die der Beachtung bedürfen, mühelos in den Gesamtrahmen ein. Nicht ein Mechanismus, sondern ein Organismus ist geboren.

Dieser Augenblick ist für den Schaffenden das Geschenk höchsten

Glücks. Über jene unbewußte Mischung von Verstand und Geschmack herüber ist etwas Drittes, — etwas Unbewußtes am Werk gewesen.

Wenn bei einer baulichen Schöpfung dieser entscheidende Augenblick und die sich aus ihm ergebenden grundsätzlichen Klärungen vorüber sind, ist die Art, wie ich an der Aufgabe weiter arbeite, eine ganz andere.

Ein Portal, ein Treppenhaus, einen Saal des nunmehr geborenen Werkes kann ich als Einzelaufgabe in der Regel bearbeiten ohne die Krämpfe selbstvergessenen Versuchens. Im Gegenteil, solche Arbeiten gehen mir meist besonders gut von der Hand, wenn sie von Nebeneindrücken begleitet wurden, die mich harmonisch berühren, ohne mich eigentlich abzulenken.

In den Zeiten meiner angestrengtesten Produktion habe ich abends am besten arbeiten können, wenn ich gleichzeitig Musik hörte, oder mir vorgelesen wurde. Dafür war allerdings nicht alles geeignet, die Musik mußte mir bekannt und der Autor vertraut sein. Mit dem Produkt dieser Stunden verbindet sich dann dauernd eine leise Erinnerung an ihre künstlerische Begleitung, und manche meiner Arbeiten kann ich nicht sehen, ohne daß eine Weber'sche Melodie oder die Stimmung einer Keller'schen Novelle gleichzeitig in mir auftaucht. Aber das alles gilt nur von dem zweiten Kapitel architektonischer Arbeit, nicht etwa vom ersten, das schmerzhafter ist.

Es folgt dann ein drittes Kapitel, dessen Eigentümlichkeit darin besteht, daß helfende Hände eingeschaltet werden. In diesem Zustand der ersten technischen Durcharbeitung handelt es sich darum, die allgemeinen Ideen und zahlreichen Einzelheiten eines Bauwerks in die technische Form zu bringen, nach der gearbeitet werden kann. Bei diesem Prozeß, dem fremde Hände verständnisvoll vorarbeiten können, gilt es nicht nur kritisch zu lenken, sondern es gilt, vieles Einzelne in die endgültig mögliche Form zu bringen. Der schöpferische Akt ist nicht mit einer einmaligen Tat zu Ende, er wächst weiter. Genau was später am Bauplatz vor sich geht, muß vorher im Geiste produziert sein.

Der schöpferische Prozeß bei diesem dritten Kapitel fällt in der Regel ganz herein in den zuerst angedeuteten Zustand des Zusammenwirkens von Verstand und Geschmack.

Diese Erfahrungen bei meinem eigenen Tun lassen mich glauben, daß im Gegensatz zu der Wertung von Funktionalismus und Konstruktivismus als eigentlich zeugende schöpferische Kräfte, — die wahre letzte Urkraft in einem unbewußten Gestaltungswillen liegt, der die Anregungen des Zwecks (Funktion), des Materials (Konstruktion) und eines Stückes Natur (Situation) nicht etwa unterjocht, sondern als willkommene Helfer in seinen Dienst nimmt.

Dieser Gestaltungswille aber ist geboren aus einer geheimnisvollen Mischung der Schwingungen, die im Rhythmus einer Zeitepoche liegen, mit den Schwingungen, die im Rhythmus des Blutes eines Menschen liegen.«

Ich habe es vermieden, die angeführten Berichte zu kommentieren, da ich ihren Eindruck nur abschwächen würde, abgesehen davon, daß meine Ausführungen, welche im Prinzip durch sie bestätigt werden, alles Wesentliche enthalten, um sie ohne weiteres verständlich zu machen. Vom psychotherapeutischen Standpunkt aus möchte ich nur noch auf den wiederholt geschilderten Spannungszustand hinweisen, welcher dem schöpferischen Prozeß vorausgeht oder ihn begleitet. Dieser Spannungszustand ist Ausdruck einer gestauten seelischen Energie, die dann im schöpferischen Prozeß abfließt und zur Entspannung kommt. Das seelische Gleichgewicht wird durch diesen wellenförmig verlaufenden dynamischen Vorgang wieder hergestellt. Dasselbe gilt prinzipiell auch für eine seelische Kur. Wir Psychotherapeuten — das habe ich oben als Ergebnis meiner Erfahrungen bereits angeführt — haben es bei den Neurosen ebenfalls mit gestauten seelischen Energien zu tun, denen der Abfluß fehlt, und es gelingt dies — besser als durch alle Rationalisierungen etwa der Freud'schen und Adler'schen Schule — durch eine Rückverbindung (religare) des in der Neurose erstarrten und unschöpferisch gewordenen Menschen mit den schöpferischen Urkräften.

PHILOSOPHIE und PSYCHOLOGIE (Auswahl)

Die geistige Situation der Zeit. Von KARL JASPERS, o. Prof. an der Universität Heidelberg. 5., neubearb. Aufl. 191 Seiten. 1933. (Samml. Göschen Bd. 1000.) Geb. RM 1.62

Das Problem des geistigen Seins. Von NICOLAI HARTMANN, o. Professor an der Univ. Berlin. XIV, 482 Seiten. 1932. RM 10.—, geb. RM 12.—

Nicolai Hartmann vertieft in seinem vorliegenden Hauptwerk seine bisherigen Forschungen insofern, als hier zum ersten Male wieder seit Hegel der grandiose Versuch gemacht wird, nach einleitender Erörterung der Hauptaufgaben der Geschichtsphilosophie eine Phänomenologie der gesamten geistigen Welt zu geben.

Einführung in die Philosophie. Von MAX WENTSCHER, o. Professor an der Univ. Bonn. Siebenter Neudruck. 174 Seiten. 1926. (Samml. Göschen Bd. 281.) Geb. RM 1.62

Hauptprobleme der Philosophie. Von GEORG SIMMEL. Sechste Auflage. 175 Seiten. 1927. (Sammlung Göschen Bd. 500.) Geb. RM 1.62

Geschichte der philosophischen Ideen von der Renaissance bis zur Gegenwart. Von HARALD K. SCHJELDERUP, o. Professor an der Universität Oslo. Ins Deutsche übersetzt von M. LEIXNER VON GRÜNBERG. Groß-Oktav. VIII, 232 Seiten. 1929. RM 6.30, geb. RM 7.20

Inhalt: Einleitung. — I. Das neue Weltbild und die neue Naturwissenschaft. — II. Die großen Systeme des 17. Jahrhunderts. — III. Die Philosophie der Aufklärungszeit. — IV. Immanuel Kant. — V. Die Zeit der Romantik und der spekulativen Systeme. — VI. Die naturwissenschaftlich-positivistische Periode. — VII. Die Philosophie der Gegenwart. — Anhang · Übersicht der philosophischen Grundprobleme und Hauptrichtungen.

Das Bild des Menschen in Schopenhauers Philosophie. An Hand der Texte dargestellt und erläutert von KONRAD PFEIFFER. Oktav. 224 Seiten. 1931. RM 8.50, geb. RM 10.—

Denkformen. Von Dr. HANS LEISEGANG, Professor der Philosophie an der Universität Leipzig. Mit 1 Tafel und 8 Figuren im Text. Groß-Oktav. VII, 457 Seiten. 1928. RM 18.—, geb. RM 19.80

Leisegangs Buch führt zu der Erkenntnis, daß es nicht nur ein Denken, sondern eine Reihe von Denkformen gibt, wodurch die ganze Philosophie und Geistesgeschichte in einem neuen Licht erscheint.

Abriß der Psychologie. Von HERMANN EBBINGHAUS. Mit 19 Figuren. Neunte Auflage, durchgesehen von KARL BÜHLER. Groß-Oktav. 206 Seiten. 1932. RM 4.20, geb. RM 5.—

Aus dem Inhalt: Einleitung. Zur Geschichte der Psychologie. I. Allgemeine Anschauungen. II. Die Elementarerscheinungen des Seelenlebens. A. Die einfachsten Gebilde des seelischen Seins. B. Die Grundgesetze des seelischen Geschehens. C. Die äußeren Wirkungen der seelischen Vorgänge. III. Verwicklungen des Seelenlebens. A. Das Vorstellungsleben. B. Fühlen und Handeln. IV. Höchste Leistungen der Seele.

Psychologie. Von HARALD K. SCHJELDERUP, o. ö. Professor und Leiter des Psychologischen Instituts an der Universität Oslo. Ins Deutsche übertragen von M. LEIXNER VON GRÜNBERG. Mit 20 Figuren im Text. Groß-Oktav. XII, 330 Seiten. 1928. RM 9.—, geb. RM 10.80

„. . . Das Buch wird der wissenschaftlichen Welt als Dokument der Anschauungen Schjelderups willkommen sein. Ein jeder, der in die Psychologie eindringen will, findet, wenn er zu den psychoanalytischen Lehren selbständig Stellung zu nehmen versteht, in ihm einen guten Führer."
Allgem. Ztsch. für Psychiatrie Band 88-89.

Über drei Haupttypen der religiösen Erlebnisformen und ihre psychologische Grundlage. Von HARALD und KRISTIAN SCHJELDERUP. Mit 3 Abbildungen im Text. IV, 108 Seiten. 1932. RM 6.—, geb. RM 7.—

In der vorliegenden Arbeit sollen die ersten aus analytischer Erfahrung erzielten Resultate einer Reihe von Untersuchungen über das religiöse Typenproblem mitgeteilt und der Zusammenhang zwischen den Grundtypen der religiösen Einstellung und bestimmten „Komplexen" empirisch nachgewiesen werden. Dabei ist jedoch die Gesamtentwicklung des religiösen Lebens der Einzelseele nicht näher berücksichtigt worden.

FSC
www.fsc.org
MIX
Papier | Fördert gute Waldnutzung
FSC® C083411

Zeitfracht Medien GmbH
Ferdinand-Jühlke-Straße 7
99095 Erfurt, Deutschland
produktsicherheit@kolibri360.de